卫生职业院校实验实训教学创新教材

人体解剖学与组织胚胎学实验教程

主　编　吴　坚　张周林

副主编　郭莹叶　邱　江　徐杨超　史文浩

编　者　(按姓氏汉语拼音排序)

陈剑英　范淑玲　郭莹叶　欧阳建明

邱　江　史文浩　宋晓东　吴　坚

肖文烨　徐杨超　叶松鹤　张周林

U0230506

科学出版社

北　京

内 容 简 介

　　人体解剖学与组织胚胎学是一门形态学课程,实验是学生学习其理论知识地重要途径,能够帮助学生理解掌握相关知识,强化学生对综合知识运用的能力。本书共 25 章、40 个实验,将解剖学与组胚学融为一体,并对教材内容进行了提炼。每个实验都有实验目的和要求,指导学生根据实验内容进行实验操作或辨认标本、模型,以便学生在实验中更加直观地掌握理论知识,并贯穿在整个学习以及今后的临床工作过程中。

图书在版编目(CIP)数据

人体解剖学与组织胚胎学实验教程 / 吴坚,张周林主编.—北京:科学出版社,2015.1

卫生职业院校实验实训教学创新教材

ISBN 978-7-03-042675-8

Ⅰ.人… Ⅱ.①吴… ②张… Ⅲ.①人体解剖学-实验-高等职业教育-教材 ②人体组织学-人体胚胎学-实验-高等职业教育-教材　Ⅳ.R32-33

中国版本图书馆 CIP 数据核字 (2014) 第 284559 号

责任编辑:许贵强 / 责任校对:鲁　素
责任印制:赵　博 / 封面设计:范璧合

科学出版社 出版
北京东黄城根北街 16 号
邮政编码:100717
http://www.sciencep.com
北京虎彩文化传播有限公司 印刷
科学出版社发行　各地新华书店经销

*

2015 年 1 月第　一　版　开本:787×1092　1/16
2023 年 9 月第十次印刷　印张:9 1/2
字数:149 000

定价:39.80 元
(如有印装质量问题,我社负责调换)

前　言

党的二十大报告指出："人民健康是民族昌盛和国家强盛的重要标志。把保障人民健康放在优先发展的战略位置，完善人民健康促进政策。"贯彻落实党的二十大决策部署，积极推动健康事业发展，离不开人才队伍建设。党的二十大报告指出："培养造就大批德才兼备的高素质人才，是国家和民族长远发展大计。"教材是教学内容的重要载体，是教学的重要依据、培养人才的重要保障。本次教材编写旨在贯彻党的二十大报告精神和党的教育方针，落实立德树人根本任务，坚持为党育人、为国育才。

本书编写遵循精简内容、突出重点、联系应用、便于结合教材自学使用等原则，可供高职高专医学各专业学生实验时使用。

主要内容包括人体解剖学实验和组织胚胎学实验两大部分，共25章，40个实验。本书的特点是将解剖学与组织胚胎学融为一体，并对教材的内容进行了提炼。每个实验都有实验目的和要求，指导学生根据实验内容进行实验操作或辨认标本、模型，同时也列出了每个实验需要准备的标本、模型和挂图（实验时所需用具），以便实验授课教师做课前准备。

希望广大师生和读者不吝指正，对本书提出修改意见，使教材随着医学教育的改革和发展不断提高并日臻完善。

编　者

2023 年 7 月

目　　录

绪　论

　　《人体解剖学与组织胚胎学》是医学生的一门必修医学基础课，是学习人体生理学、医学生物化学、医学免疫学与微生物、病理学与病理生理学等医学基础课以及临床各专业课的基础。

　　《人体解剖学与组织胚胎学》是由人体解剖学、组织学和胚胎学合并而成的一门组合课程，是研究人体形态、结构和胚胎发生的一门科学。人体解剖学主要研究正常人体各器官的形态、结构、位置和毗邻关系、结构与功能的关系；组织学主要研究正常人体微细结构和超微结构及其与功能之间的关系；胚胎学则主要研究人体的个体发生、发育及先天性畸形。

　　《人体解剖学与组织胚胎学》是一门形态学课程，因此观察和研究人体的结构，应注意运用以下几种观点。① 进化发展的观点：人体的形态和结构经历了由低级到高级、由简单到复杂的演化过程。学习本课程应运用发生发展的观点，适当联系个体发生和种系发生的知识，以帮助理解人体的由来和发生发展规律，各系统、器官的形态与功能。② 形态和功能相互联系、相互制约的观点：形态和结构是功能活动的物质基础，而功能活动又影响到该器官形态、结构的形成和发展。运用这一观点有助于理解人体结构与功能、人体与自然的关系。③ 局部与整体统一的观点：任何一个系统或器官都是人体的一个组成部分，为了学习的方便，可以从一种组织、一个器官、一个系统研究人体的组成与形态结构，在学习的过程中，应注意运用归纳和综合的方法，从整体的角度认识人体，必须建立从平面到立体、从局部到整体的观点。④ 理论联系实际的观点：本课程的学习必须重视实验、实习，要把理论的学习与观察尸体标本、模型、组织切片及活体观察紧密结合起来，才能真正掌握人体解剖学与组织胚胎学的内容。

一、解剖学姿势与方位术语

1. 解剖学姿势 解剖学的标准姿势是：身体直立，两眼向正前方平视，两臂自然下垂，手掌向前，两脚并拢，脚尖向前。在观察或描述尸体标本或模型时，不论是整体或离体，原位或变位，都应按标准姿势的规定，说明各部的位置及其相互关系。

2. 解剖学方位术语

（1）上、下：是描述部位高低的关系，近头侧者为上，远离头侧者为下。

（2）前、后：凡近腹面者为前，也叫腹侧；近背面者为后，也叫背侧。

（3）内、外：是适用于空腔器官，近内腔者为内，远离内腔者为外。

（4）内侧、外侧：是描述各种部位与正中线（面）相对距离的位置关系。近正中线者为内侧，远离正中线者为外侧。前臂的内侧和外侧又叫尺侧和桡侧，小腿的内侧和外侧又叫胫侧和腓侧。

（5）浅、深：是指与皮肤表面的相对距离，近皮肤者为浅，远者为深。

（6）近侧、远侧：是表示四肢的空间关系。凡连接躯干的一端为近侧，远离者为远侧。

3. 人体切面术语

（1）矢状面：是从前后方向沿人体的长轴将人体切为左右两部分的切面。若将人体沿正中线切为左右完全对称的两半，该切面则称为正中矢状面。

（2）横切面：是与人体或器官的长轴垂直的切面。该切面将人体横切为上、下两部分，此切面与地平面平行，故又称水平面。

（3）额状面：是从左、右方向上将人体切为前、后两部分的切面，又称冠状面。

二、显微镜的构造与使用

显微镜是一种复杂的光学仪器。它是医学实验常用工具之一，其作用是将观察的标本放大，以便观察和分析。

一般光学显微镜包括机械装置和光学系统两大部分，如图 1-1 所示。

笔 记 栏

（一）机械装置

1. 镜座　位于最底部的构造，为整个显微镜的基座，用以支持着整个镜体，起稳固作用。

2. 镜柱　为垂直于镜座上的短柱，用以支持镜臂。

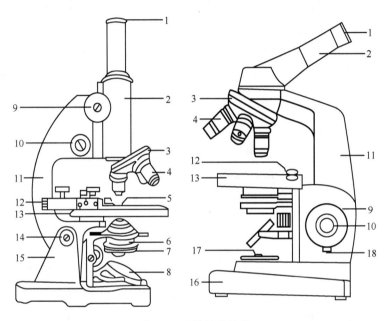

图 1-1　显微镜的结构

1. 目镜；2. 镜筒；3. 物镜转换器；4. 物镜；5. 通光孔；6. 聚光器；7. 光圈；8. 反光镜；9. 粗调节器；10. 细调节器；11. 镜臂；12. 推进器；13. 载物台；14. 倾斜关节；15. 镜柱；16. 镜座；17. 照明装置；18. 粗调限位环凸柄

3. 镜臂　为支持镜筒和镜台的呈弓形结构的部分，是取用显微镜时握拿的部分。镜筒直立式光镜在镜臂与其下方的镜柱之间有一倾斜关节，可使镜筒向后倾斜一定角度以方便观察，但使用时倾斜角度不应超过45°，否则显微镜由于重心偏移容易翻倒。

4. 调节器　也称调焦螺旋，为调节焦距的装置，位于镜臂的上端（镜筒直立式光镜）或下端（镜筒倾斜式光镜），分粗调节器（大螺旋）和细调节器（小螺旋）两种。粗调节器可使镜筒或镜台作较快或较大幅度的升降，能迅速调节好焦距，适于低倍镜观察时调焦。细调节器可使镜筒或镜台缓慢或较小幅度地升降，适于在低倍镜下用粗调节器找到物体后，在高倍镜和油镜

笔记栏

下进行焦距的精细调节，藉以对物体不同层次、深度的结构做细致地观察。

5. 镜筒　位于镜臂的前方，它是一个齿状脊板与调节器相接的圆筒状结构，上端装载目镜，下端连接物镜转换器。根据镜筒的数目，光镜可分为单筒式和双筒式。单筒光镜又分为直立式和倾斜式两种，镜筒直立式光镜的目镜与物镜的光轴在同一直线上，而镜筒倾斜式光镜的目镜与物镜的中心线互成45°，在镜筒中装有使光线转折45°的棱镜；双筒式光镜的镜筒均为倾斜式的。

6. 物镜转换器　又称旋转盘，位于镜筒下端的一个可旋转的凹形圆盘上，一般装有2~4个放大倍数不同的接物镜，旋转它就可以转换接物镜。旋转盘边缘有一定卡，当旋至物镜和镜筒成直线时，就发出"咔"的响声，这时方可观察玻片标本。

7. 镜台　也称载物台，是位于镜臂下面的平台，用以承放玻片标本。载物台中央有一圆形的通光孔，光线可以通过它由下向上反射。

8. 标本推进器　位于镜台的后方或侧面边缘，连一可动弧形弹簧夹。其上方或下方一侧有两个旋钮，转动旋钮可调节推进器，使玻片标本前后或左右移动。

标本推进器上有纵横游标尺，用以测定标本在视野中的方位及其大小。游标尺一般由主标尺（a）和副标尺（b）组成。副标尺的分度为主标尺的9/10。使用时，首先看副标尺的0点位置，然后看主、副标尺的一致点。如图1-2所示，副标尺的0点位于主标尺的26与27之间，副标尺的6与主标尺的32一致，即6与主标尺上的一个分度线正对，则此标尺所表示的数值为26.6mm。

（二）光学系统

1. 反光镜　是装在镜台下面、镜柱前方的一面可转动的圆镜，它有平凹两面。平面镜聚光力弱，适合光线较强时使用。凹面镜聚光力强，适于光线较弱时使用。转动反光镜，可将光源反射到聚光镜上，再经镜台中央圆孔照明标本。

2. 聚光镜　在镜台下方，是一组透镜，用以聚集光线增强视野的亮度。镜台上方有一调节旋钮，转动它可升降聚光镜。往上升时增强反射光，下降时减弱反射光。

3. 可变光栏　是在聚光镜底部的一个圆环状结构。它装有多片半月形的薄金属片，叠合在中央成圆孔形。在圆环外缘有一突起的小柄，拨动它可使金属片分开或合拢，用以控制光线的强弱，使物像变得更清晰。

4. 目镜　装在镜筒上端，其上一般刻有放大倍数（如×5、×10）。目镜内常装有一指示针，用以指示要观察的某一部分。

5. 物镜　装在物镜转换器上，一般分低倍镜、高倍镜和油镜三种。低倍镜镜体较短，放大倍数小；高倍镜镜体较长，放大倍数较大；油镜镜体最长，放大倍数最大（在镜体上刻有数字，低倍镜一般有×4、×10，高倍镜一般有×40、×45，油镜一般是×90、×100，×表示放大倍数）。

显微镜放大倍数的计算：目镜放大倍数×物镜放大倍数＝显微镜对实物的放大倍数。

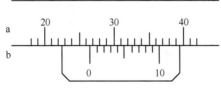

图 1-2　游标尺的用法

（三）低倍镜的使用

1. 把显微镜放在桌面的左侧，镜臂对向胸前，坐下进行操作。用手转动粗调螺旋，使镜筒上升，然后转动物镜转换器，使低倍镜对准镜台中央圆孔（当转动到听见"咔"声响，或同时亦感到有阻力时立即停止转动，说明物镜已与镜筒成一直线）。

2. 对光　拨动聚光镜底部圆环的小柄，使光栏完全打开。旋转聚光镜升降螺旋，使聚光镜上升到和镜台相平。用左眼（两个眼睛都要睁开）在目镜上观察，同时用手调整反光镜，对好光源。要求视野达到完全均匀明亮。

3. 放置玻片标本　取蛙血玻片标本放在镜台上，有盖玻片的一面朝上。玻片两端用移动器夹住，然后转动螺旋，使玻片上要观察的标本对准镜中央圆孔。注意：镜台上的刻度可以标示玻片的坐标位置。

4. 调节物距　转动粗调螺旋，使低倍镜距玻片标本 0.5mm 左右。注意：必须从显微镜侧面观察物镜与玻片的距离。切勿用眼在目镜上观察的同时转

笔记栏
. . . .

动粗调螺旋，以防镜头碰撞玻片造成损坏。用左眼从目镜上观察，用手慢慢转动粗调螺旋下降镜台，当视野中出现物像时，再调节细调螺旋，直至视野中出现清晰的物像（许多椭圆形的红细胞）为止。如果物像不在视野中央，可稍微移动玻片位置（注意：移动玻片的方向与观察物像移动的方向恰好是相反的）。

（四）高倍镜的使用

1. 一定要先在低倍镜下找到要观察的标本物像后，并把要放大的部分移至视野正中，同时调节到最清晰程度，才能进行高倍镜的观察。

2. 转动物镜转换器，使高倍镜转到镜台中央圆孔处。转换高倍镜时速度要慢，要细心，并从侧面进行观察（防止高倍镜碰撞玻片）。如果高倍镜碰到玻片，说明低倍镜的物距没有调节好，应重新进行操作。

3. 调节物距　转换好高倍镜后，用左眼在目镜上观察。这时物像往往不清楚或者要观察的部分不在视野当中，可用细调螺旋慢慢向上或向下转动（切勿用粗调螺旋）即能清楚看到物像。一般只需转动半圈或一圈就能达到要求。在高倍镜下，可见蛙血红细胞呈椭圆形，外被细胞膜，膜内为浅红色细胞质，中央有一圆形呈蓝紫色的细胞核。

第一章

上 皮 组 织

实验一　上 皮 组 织

【实验目的与要求】

1. 掌握被覆上皮的共同特点。
2. 熟悉各种被覆上皮的结构特点及分布。
3. 了解腺上皮的结构特点。

【实验内容】

（一）单层立方上皮

取材：动物甲状腺。

染色：HE。

1. 肉眼观察　切片形状不规则，着色较红。

2. 低倍镜观察　表面有结缔组织被膜，腺实质内有许多大小不等的圆形或方块状结构称滤泡。每个滤泡中央充满粉红色均质块状物为胶状质，其周围可见一层紫蓝色圆形细胞核，即单层立方上皮。找到圆形细胞核排列整齐的滤泡，转高倍镜观察单层立方上皮的特点。

3. 高倍镜观察　单层立方上皮由一层正方形细胞紧密排列形成，但细胞分界不明显，胞质着粉红色；胞核圆，着紫蓝色，位于细胞中央。请识别上皮细胞的游离面和基底面。

（二）单层柱状上皮

取材：人的空肠。

染色：HE。

1. 肉眼观察   切片呈长条状。有凹凸不平突起的一面是腔面，突起称皱襞。皱襞表面有一层蓝色结构，即为单层柱状上皮。

2. 低倍镜观察   在绒毛表面找到单层柱状上皮。上皮有两个面：游离面即为空肠腔面，没有任何组织相连接；其对应的另一面是基底面，与结缔组织相连接。移动切片，选择蓝色椭圆形或杆状细胞核排列整齐的部位转高倍镜观察。

3. 高倍镜观察   上皮细胞呈柱状，胞质着浅红色，胞核呈椭圆形或长杆状，着紫蓝色，排列于细胞基底部。

（三）假复层纤毛柱状上皮

取材：动物气管。

染色：HE。

1. 肉眼观察   切片是气管横切面，呈圆形或半弧形（有的切片呈长条片状）。在管腔面或半弧形切片的凹面（或长条切片的一侧）可见一细条色深的结构，即为所要观察的假复层纤毛柱状上皮。

2. 低倍镜观察   上皮较厚，可见几层细胞核，呈蓝紫色；上皮游离面有纤毛，基底面可见一细条粉红色结构，即为基膜。

3. 高倍镜观察   上皮细胞的形态在切片上分辨不清，但可根据细胞核的位置及形态区别几种细胞。细胞核大致可分三层：紧贴基膜的一层细胞核小，着色深，是锥体形细胞的核；中间层细胞核呈卵圆形，是梭形细胞的核；近游离面的细胞核为椭圆形，是柱状细胞的核。柱状细胞的游离面有纤毛，在柱状上皮细胞之间夹有杯状细胞，因杯状细胞的黏液被溶解，呈空泡状，底部狭窄，胞核位于狭窄处之上。

（四）复层扁平上皮

取材：动物食管。

染色：HE。

1. 肉眼观察 切片是食管横切面，管腔面收缩形成许多皱襞，使管腔变小而不规则。沿管腔表面有一层紫蓝色结构，即为复层扁平上皮。

2. 低倍镜观察 在管腔面找到复层扁平上皮，其细胞层数约为数十层，基底面呈波浪状以结缔组织连接。结缔组织形成乳头（色较浅）突到基底层的凹面。从基底面到游离面，细胞分界不清，但可从细胞核的形态变化观察其特点。

3. 高倍镜观察 从基底面到游离面观察各层上皮细胞形态特点，基底层细胞矮柱状（一层），核呈卵圆形，着色深，排列紧密，胞质很少（有些部位基底层细胞核可见 2~3 层，是因为切斜了；有些部位在上皮内可见圆形或不规则形的浅色结构，是因上皮切斜，切到了深处突入基底层凹面的结缔组织乳头，乳头周围染色较深部分即为上皮基底层细胞）。中间部有几层多边形细胞，分界清楚（细胞间的分界线实为细胞间质），胞质着色浅，胞核圆，位于细胞中央。近游离面有数层扁平细胞，胞核椭圆形，其长轴与表面平行。

（五）变移上皮

取材：动物膀胱。

染色：HE。

1. 肉眼观察 玻片上有两条厚薄不一组织，其中较厚的一条是收缩状态的膀胱壁，它有一个面可见波浪状突起，即为管腔面，其表面呈紫蓝色的结构即为变移上皮；另一条较薄的组织是扩张状态的膀胱壁。

2. 低倍镜观察 收缩状态的膀胱壁有突起的一面，沿突起表面观察可见变移上皮，上皮细胞有多层，基底层与结缔组织连接面较平，没有结缔组织乳头（这是与复层扁平上皮区别之一）；扩张状态的变移上皮细胞层数 3~4 层，游离面和基底面都较平整（这是与复层扁平上皮区别之二）。

3. 高倍镜观察 膀胱收缩状态时，细胞层数多，表层细胞体积大，为立方形或倒置的梨形（这是与复层扁平上皮区别之三），近游离面的胞质染色较深（较红），称壳层。中间层细胞呈多边形，基底层细胞呈矮柱状。扩张状态的膀胱，变移上皮薄，各层细胞趋向扁平，只有 2~3 层扁平细胞。

(六) 腺上皮

取材：动物颌下腺。

染色：HE。

1. 肉眼观察　不规则粉红色组织切片。

2. 镜下观察　可见许多腺泡，染色深的是浆液性腺泡。颌下腺是以浆液性腺泡为主的混合腺，着色浅的黏液性腺泡较少，成群分布于着色深的浆液性腺泡之间。混合性腺泡的特点是在一个黏液性腺泡的一侧可见有几个染色深的浆液性腺细胞构成的半月。

观察时，注意从细胞核的形态、位置和细胞质的染色深浅区别辨认腺泡的结构特点。

【思考题】

1. HE 染色法的染料是_____和_____，切片中与前者亲和力强的着色结构称_____，与后者亲和力强的着色结构称_____，与两者亲和力均不强者称_____。

2. 分布于气管内表面的上皮为_____，分布于膀胱内表面的上皮为_____，分布于食管内表面的上皮为_____，分布于小肠内表面的上皮为_____，分布于大肠内表面的上皮为_____。

3. 人体四大基本组织是_____、_____、_____和_____。

第二章

结 缔 组 织

实验二　固有结缔组织

【实验目的与要求】

1. 掌握疏松结缔组织在组织切片上的形态结构特点。
2. 熟悉致密结缔组织的形态结构特点。
3. 了解脂肪组织的形态结构特点。

【实验内容】

(一) 疏松结缔组织铺片

取材：小鼠致密结缔组织和脂肪组织的形态结构特点肠系膜铺片。

染色：混合染色。

为显示疏松结缔组织中巨噬细胞的形态特点，在活体小鼠皮下注射台盼蓝染料，存活数日后处死，取其肠系膜，用分离针分离平铺于玻片上，经固定、脱水和复合染色后即可在镜下观察。这种铺片在光镜下可见有两种纤维（胶原纤维、弹性纤维）和两种细胞（肥大细胞、巨噬细胞），有时可见成纤维细胞。

1. 肉眼观察　铺片呈紫红色不规则组织块。
2. 低倍镜观察　选择薄而较透明的部位观察。较粗的粉红色纤维是胶原纤维，混杂在胶原纤维之间的细如发丝的紫色纤维即为弹性纤维。弹性纤维常为单条直行，有分支，交织成网，断端常卷曲。网状纤维用浸银法方可显示，故此片看不到。上述纤维之间有肥大细胞和巨噬细胞。胞质中可见紫蓝色颗粒的是肥大细胞。

3. 高倍镜观察 选择纤维较分散、细胞较多的部位观察，可见下列细胞。①成纤维细胞：只见浅蓝色椭圆形细胞核，胞核中有1~2个核仁。细胞质染色很浅，隐约可见淡紫色的细胞轮廓，有的细胞质模糊不清。此种细胞数量最多。②巨噬细胞：细胞轮廓清楚，形态多样，呈卵圆形或不规则形；细胞核小着色深（注意与成纤维细胞比较），胞质中可见吞噬的紫蓝色台盼蓝染料颗粒。③肥大细胞：细胞三五成群分布，胞体呈圆形或卵圆形，胞质中充满着色深粗大的具有异染性的嗜碱性颗粒（因颗粒太密集而不能分辨）。

（二）腱

取材：动物肌腱。

染色：HE。

1. 肉眼观察 长条形是腱的纵切面，短而近似圆形的是腱的横切面。

2. 低倍镜观察 在腱的纵切面上，可见粗而直的胶原纤维束紧密平行排列，分布在胶原纤维之间的腱细胞核成单行排列，呈蓝紫色。在横切面上，可见粗细不一的纤维束横切面，纤维束之间有腱细胞核。

3. 高倍镜观察 腱细胞的胞核呈长梭形，胞质不明显。

（三）脂肪组织

取材：人手指皮肤。

染色：HE。

1. 肉眼观察 切片呈长条状，根据染色深浅分三部分。着色最深的一面为表皮，靠近表皮的浅染区是真皮（为不规则致密结缔组织），真皮深面染色更浅的部分是皮下组织，由大量脂肪组织和少量疏松结缔组织构成。

2. 低倍镜观察 找到圆形空泡状的脂肪细胞。许多空泡状的脂肪细胞聚集成团，被结缔组织包裹形成脂肪小叶。

3. 高倍镜观察 脂肪细胞较大，呈圆形、椭圆形或多边性。胞质呈空泡状，胞核及少量胞质被挤到细胞一侧，呈梭形紫蓝色。

【思考题】

1. 结缔组织可分为四大类：_____、_____、_____、_____。
2. 疏松结缔组织中可能有的纤维为_____、_____。
3. 指出分泌基质形成纤维的细胞是_____。

实验三　骨和软骨组织

【实验目的与要求】

1. 掌握软骨组织的形态结构特点。
2. 熟悉骨组织的形态结构特点。
3. 了解长骨的发生。

【实验内容】

（一）透明软骨

取材：肋软骨。

染色：HE。

1. 低倍镜观察　从软骨表面向中心的顺序观察。①软骨膜：位于透明软骨表面（注意是在整个软骨组织的周围），染成粉红色。由致密结缔组织构成。外层纤维多，细胞少；内层则相反。②软骨组织：基质着色深浅不一，从外到内的颜色变化是由浅粉红色变成蓝色或紫蓝色。软骨细胞周围的基质呈强嗜碱性。软骨细胞形态不一致，靠近软骨膜的细胞较小，呈扁圆形，单个分布，与软骨膜平行排列；渐进中央，细胞逐渐增大，呈圆形或椭圆形，常见2~8个软骨细胞成群分布（即同源细胞群）。

2. 高倍镜观察　① 软骨膜：为软骨细胞周围的基质，嗜碱性强，染色较深。② 软骨细胞：软骨细胞位于软骨陷窝内，细胞圆形或椭圆形，胞质少，细胞核小而圆，核仁明显。由于在制片过程中，经固定和脱水后细胞收缩，因此，细胞与软骨囊之间出现透亮的空隙，此为陷窝的一部分。在活体上软骨细胞占据整个软骨陷窝。

（二）骨磨片

取材：人长骨骨干。

染色：大力紫浸染。

1. 肉眼观察　大力紫浸染的骨磨片呈紫蓝色。

2. 低倍镜观察　镜下可见许多同心圆排列的结构，即为哈弗斯系统（骨单位）。每个哈弗斯系统的中央有一管腔即为中央管，管腔内沉积着紫色的染料。哈弗斯骨板围绕中央管呈同心圆排列。一些中央管之间相连的管道为穿通管。哈弗斯系统之间可见一些不规则的骨板即间骨板。

3. 高倍镜观察　选择一个结构清晰的哈弗斯系统观察，以中央管为中心，数层哈弗斯骨板呈同心圆排列。骨板内或骨板间有许多椭圆形的骨陷窝（因骨陷窝内有染料而呈紫蓝色）。骨陷窝向四周伸出许多细线样的骨小管。相邻骨陷窝之间的骨小管彼此相通。在每个哈弗斯系统表面，有折光性较强的黏合线，骨小管在此终止。

（三）长骨的发生

取材：婴儿指骨。

染色：HE。

1. 肉眼观察　标本为手指的纵切面，表面为皮肤，内部有三块指骨。选择一完整的指骨观察。两端膨大为骨骺，呈浅蓝色，是透明软骨；中间较窄的部分是骨干，染成红色，骨干中间是骨组织和骨髓。

2. 低倍镜观察　指骨属于长骨，其发生方式主要是软骨内成骨。从软骨的关节面一端开始观察，逐渐向中间方向移动，依次分辨出以下结构。

（1）软骨储备区：是一般的透明软骨，软骨细胞小，分散存在，软骨基质弱嗜碱性。

（2）软骨增生区：软骨细胞增大，同源细胞群纵行排列形成软骨细胞柱。

（3）软骨钙化区：软骨细胞肥大，胞质呈空泡状，核固缩。一些细胞退化死亡，留下大陷窝。基质较窄，有钙盐沉积，呈强嗜碱性。

（4）成骨区：在残留的灰蓝色的软骨基质表面，被覆薄层红色的新生骨组织，共同形成条索状的过渡型骨小梁，其表面有成骨细胞；骨小梁之间的腔隙是初级骨髓腔，内含造血组织（红骨髓）。该区为初级骨化中心。

（5）骨领：骨髓腔的两侧为已经形成的较厚的骨组织，为骨领（膜内成骨方式形成），嗜酸性，染成红色。可见骨陷窝及其中的骨细胞，但此时的骨组织尚属非板层骨。骨领不断增厚钙化逐渐形成骨干，这是长骨增粗的方式。

（6）骨膜：骨领表面的致密结缔组织，骨膜与骨领之间可见一层成骨细胞。

3. 高倍镜观察　着重观察成骨细胞、骨细胞和破骨细胞。

（1）成骨细胞：分布在骨领的外表面和成骨区新生骨组织的表面。细胞整齐排列成一层，细胞呈矮柱状、椭圆形或不规则形，胞质嗜碱性，呈紫蓝色。

（2）骨细胞：位于骨组织中，单个散在，由于细胞收缩，其周围出现空隙，即骨陷窝。

（3）破骨细胞：数目较少，常位于骨组织表面的凹面，细胞体积大，呈不规则形，有多个细胞核，胞质嗜酸性强，染成红色。

【思考题】

1. 人体内软骨分为三类，即_____、_____和_____。
2. 骨单位的结构包括_____、_____和_____。

实验四　血　液

一、血　涂　片

【实验目的与要求】

1. 掌握血液中的各种有形成分的正常值与功能。
2. 熟悉在光镜下辨认各种血细胞。

【实验内容】

（一）血涂片

取材：人外周血液涂片。

染色：Giemsa 或 Wright 染色。

1. **肉眼观察**　经染色后的血涂片为淡橘红色，因制作方法不同于切片，其外观也有别于切片材料，涂片标本一般较细腻、平整，稍加注意即可辨认。

2. **低倍镜观察**　数量众多的红细胞分散或成群附着于玻片上，在红细胞群之间可看到细胞核染色成紫蓝色的白细胞。挑选白细胞较集中的区域，转高倍镜对各类血细胞逐一仔细观察。

3. **高倍镜观察**

（1）红细胞：为镜下主要细胞，体积大小较接近，细胞无核，多数细胞周边着色较深、中央着色浅。

（2）白细胞：观察时应根据细胞大小、胞质内特殊颗粒的类型、胞质染色特征和细胞核形态及分叶特征，区分出五种不同类型的白细胞。中性粒细胞、嗜酸粒细胞、嗜碱粒细胞、淋巴细胞和单核细胞。①中性粒细胞：数量最多，细胞核呈弯曲杆状或分叶（2~5叶），叶间有染色质丝相连，胞质浅红色，胞质内隐约可见数量较多、细小均匀染成淡紫红色的颗粒。②嗜酸粒细胞：标本上较难找到。胞体较大，数量少于中性粒细胞，核形态较饱满，以2叶多见，核染色较中性粒细胞浅，且核外形较丰满。胞质内充满粗大、均匀、橘红色颗粒。③嗜碱粒细胞：数量少，故标本上极难找到。细胞大小与中性粒细胞相近。细胞核着色浅，呈S型或不规则形，轮廓模糊。胞质内可见分布不均、形态不规则、大小不等的紫蓝色颗粒，常覆盖核。④淋巴细胞：可以观察到中、小淋巴细胞两种。小淋巴细胞数量较多，细胞呈圆形，一侧常可见到凹痕，体积大小与红细胞相近，核大圆形，核因异染色质多聚集成块而染成深蓝色，少量天蓝色胞质环绕胞核。中淋巴细胞体积较大，以卵圆形多见，核染色质略稀疏，染色较浅，胞质较小淋巴细胞多，胞质内可见少量嗜天青颗粒。大型淋巴细胞在血涂片中不易看到。⑤单核细胞：体积较大，细胞形态卵圆、椭圆多见，细胞核呈肾形或马蹄形，但核内异染色质量较少，染色较浅，呈网格状。胞质较丰富，染色灰蓝，胞质内可见少量嗜天青颗粒。

（3）血小板：体积较小，形态多样，在制作血涂片时常发生凝集，造成分布上的不均等和成群现象，观察时应注意。

（二）网织红细胞

取材：人的外周血液（涂片）。

染色：煌焦油蓝染色法。

取一滴血与煌焦油蓝染液混合，制成涂片。在油镜下，观察红细胞胞质内，有蓝色的丝网状结构。

二、骨髓涂片（血细胞发生）

【实验目的与要求】

了解血细胞的发生。

【实验内容】

取材：人的红骨髓（涂片）。

染色：Wright 染色法。

油镜观察：红细胞系、粒细胞系及血小板发生过程中的细胞形态演变。

1. 红细胞系的发生

（1）原红细胞：圆形或不规则形，胞质深蓝色，近边缘处色稍淡，边缘有伪足状突出。核圆形，核染色质呈粗颗粒状，核仁呈深紫色。

（2）早幼红细胞：圆形，体积比原红细胞略小，胞质染成深蓝色不透明。核呈圆形，核染色质呈粗颗粒状，偶见核仁。

（3）中幼红细胞：圆形，体积比早幼红细胞略小，蓝色胞质中出现红色的血红蛋白，故呈灰红色的嗜多色性。核变小，核染色质致密，成小团块。

（4）晚幼红细胞：较成熟红细胞略大，胞质染成紫红色或橘红色。核小而圆或不规则形，核染色质致密深染。

2. 粒细胞系发生

（1）原粒细胞：圆形，胞质量少，均匀呈天蓝色，边缘有时色深，无颗粒。核圆形或卵圆形，核染色质呈细网状，有2~5个核仁。

（2）早幼粒细胞：圆形或卵圆形，胞质弱嗜碱性，呈浅蓝色，含大小不等紫色的嗜天青颗粒，特殊颗粒少，不易辨认。核呈圆形或半圆形，核染色质呈粗网状,偶见核仁。

（3）中幼粒细胞:圆形,胞质弱嗜碱性,出现特殊颗粒,根据特殊颗粒种类可区分为嗜中性、嗜酸性、嗜碱性三种粒细胞。核圆形或卵圆形,在细胞中央或一侧,核染色质致密粗糙,无核仁。

（4）晚幼粒细胞:体积比中幼粒细胞略小,圆形,胞质嗜酸性,充满特殊颗粒。核为肾形或马蹄铁形,占胞体一半左右,核染色质呈致密块状。

3. 巨核细胞　胞体很大,呈不规则形,胞质着浅蓝色或粉红色,含大量紫色的嗜天青颗粒。核大呈分叶状,染色质为粗块状,无核仁。

【思考题】

1. 血液由两部分组成,即_____和_____。

2. 红细胞的形状呈_____,中央_____,周边_____,直径 7 ~ 8.5μm。成熟的细胞无_____和其他_____,细胞质中充满了_____。

3. 白细胞在正常成人的血液中含量较少,一般为_____/L,幼儿较多。在 Wright 染色下粒细胞又可分为 3 种,即_____、_____和_____。

第三章

肌 组 织

【实验目的与要求】

1. 掌握骨骼肌、心肌、平滑肌的光镜结构。
2. 熟悉骨骼肌、心肌、平滑肌的功能特点。

【实验内容】

(一) 骨骼肌

取材: 兔骨骼肌。

染色: HE。

1. 肉眼观察　切片上有两块标本, 长条形的为纵切面, 椭圆形的为横切面。

2. 纵切面　重点观察骨骼肌纤维的结构。

(1) 低倍镜观察: 骨骼肌纤维呈长带状, 相互平行排列。肌纤维之间有少量结缔组织、成纤维细胞核及毛细血管。

(2) 高倍镜观察 (适当将视野调暗): 每条肌纤维有许多椭圆形的核, 位于肌纤维的周边。注意与周围结缔组织细胞核相区别, 骨骼肌纤维的核位于肌膜内侧。肌浆丰富。每条肌纤维上可见明暗相间的横纹, 色深的是暗带

笔 记 栏

（A 带），暗带中间有色浅的 H 带；明带（I 带）色浅，其中央有一条细线为 Z 线。

3. 横切面　重点观察骨骼肌作为器官的结构。

（1）低倍镜观察：标本为一块肌肉器官的横切面，表面有致密结缔组织包绕为肌外膜（即深筋膜）；肌外膜伸入肌肉内，形成隔，包裹着每一束肌纤维形成肌束膜；肌束的大小不等，形状不规则。每条肌纤维周围有薄层结缔组织为肌内膜（不易分辨）。

（2）高倍镜观察：肌纤维的横切面呈多边形，大小不一。核位于肌膜下，呈圆形或卵圆形。肌纤维内有许多红色点状的肌原纤维，肌原纤维之间是肌浆，呈粉红色。

（二）心肌

取材：动物心脏。

染色：HE。

1. 肉眼观察　标本为心脏壁的一部分，绝大部分着色较红为心肌。

2. 低倍镜观察　由于心肌纤维排列方向不一致，有纵、横、斜等切面，故要全面观察标本，熟悉各种切面的部位。肌纤维之间有结缔组织和毛细血管。

3. 高倍镜观察　注意与骨骼肌相区别。

（1）纵切面：心肌纤维较骨骼肌纤维细而短，有分支，相互吻合成网。细胞核卵圆形，位于肌纤维的中央，有时可见双核。细胞核周围肌浆丰富，故着色浅。有暗带和明带构成的横纹，但不如骨骼肌明显。相邻肌纤维的连接处深暗的线条，即闰盘。

（2）横切面：心肌纤维呈圆形或不规则，大小不等。肌原纤维呈点状，着红色，分布在肌纤维的周边。细胞核位于肌纤维中央，呈圆形，有的未见核。肌浆着色甚浅，由于肌浆在核的周围较多，故在未切到核的细胞中央往往可见浅染区。

（三）平滑肌

取材：动物空肠。

染色：HE。

1. 肉眼观察　小肠壁光滑面一侧，染成红色的是平滑肌。

2. 低倍镜观察　平滑肌分两层。纵切面平滑肌纤维呈长梭形，横切面平滑肌纤维呈大小不一圆点形。

3. 高倍镜观察

纵切面：平滑肌呈梭形，相邻的肌纤维彼此交错相互嵌合，肌浆染色红呈均质性；核位于细胞的中央，呈杆状，由于细胞收缩使核变形而呈螺旋形或边缘为锯齿形，染色质较少，故核着色较浅。

横切面：平滑肌纤维呈大小不等的圆形，有的切面中央有圆形的核，有的切面不见核。

（四）闰盘

取材：动物心脏。

染色：铁苏木素染色。

镜下可见闰盘位于相邻的心肌纤维接触的地方，染色深，与肌纤维长轴垂直。

【思考题】

1. 肌组织分为三种_____、_____、_____。

2. 骨骼肌收缩的结构基础是_____。

3. 肌细胞又称_____，肌细胞膜又称_____，肌细胞质又称_____。

第四章

神经组织

实验六　神经组织

【实验目的与要求】

1. 掌握神经元的形态结构特点。
2. 了解有髓神经纤维的结构特点。

【实验内容】

（一）多极神经元

取材：猫的脊髓。

染色：HE。

1. 肉眼观察　脊髓横切面为椭圆形。周围浅红色的是白质。灰质居中，着色较红，呈蝴蝶形，两个较短粗的突起为前角，两个较细长的突起为后角。

2. 低倍镜观察　光镜辨认灰质和白质及灰质的前角和后角。前角中有许多体积很大的细胞，着紫蓝色，为前角的神经元的胞体。后角的神经元较小。神经元之间可见许多小而圆的细胞核，是神经胶质细胞的核。选择一个切面结构完整的神经元置于高倍镜下观察。

3. 高倍镜观察　前角多极神经元属于运动神经元。

（1）胞体：大，呈多角形，伸出数个突起。核位于细胞中央，大而圆；常染色质多，染色浅，呈空泡状；核仁明显，圆而大，着红色。胞质中含许

笔记栏

多蓝紫色块状或颗粒状的尼氏体。

（2）树突：可观察到一个或数个树突的根部，树突从胞体发出时较粗大，逐渐变细，内含尼氏体。

（3）轴突：只有一个（不易切到）。轴突自胞体发出处的胞质呈圆锥形，为轴丘。轴丘、轴突均不含尼氏体。

（二）有髓神经纤维和神经

取材：猫的坐骨神经。

染色：HE。

1. 肉眼观察　切片上有两块标本，长条状的是神经的纵切，圆形的是横切。

2. 神经的纵切面

（1）低倍镜观察：许多神经纤维平行排列，由于排列较紧密，故每条神经纤维界限不易辨认。神经纤维之间有极薄结缔组织。

（2）高倍镜观察

1）轴突：神经纤维的中央一条呈紫红色的线。

2）髓鞘：位于轴突两侧，呈粉红色稀疏网状结构（因制片时，髓鞘的类脂质被溶解，仅残留蛋白质）。

3）神经膜：位于髓鞘两侧，为红色的细线。某些部位含长椭圆形的施万细胞核，染色较浅。

4）郎飞结：每条神经纤维的一定距离上，髓鞘中断，形成一缩窄，呈十字状。

神经纤维之间尚有少量结缔组织，此即神经内膜，内含成纤维细胞，核小且染色较深，可与神经膜细胞相区别。

3. 神经的横切面

（1）低倍镜观察：神经为神经纤维与结缔组织组成的器官。神经外包裹的致密结缔组织为神经外膜；神经内有多个圆形的神经束，神经束周围的致密结缔组织形成神经束膜；神经束膜的结缔组织伸入神经束内，分布在每条神经纤维周围即是神经内膜（低倍镜下不易辨认）。

（2）高倍镜观察：着重观察有髓神经纤维的横切面。神经纤维呈圆形，粗细不一；中央紫红色小点为轴突；轴突的周围是髓鞘，呈红色网状结构；髓鞘外面是神经膜，很薄，染成红色，有的尚有施万细胞的胞核，呈弯月形。

(三) 运动终板

取材：蛇肋间肌。

染色：氯化金浸染压片。

镜下观察：骨骼肌纤维呈淡紫色，其上面可见染成黑色的神经纤维。神经纤维末端呈扣状或爪状紧贴肌膜，形成运动终板。

【思考题】

1. 神经组织由_____和_____组成。

2. 神经元可分为_____、_____和_____三部分。

3. 无髓神经纤维无_____，也无_____，故其传导速度比有髓神经纤维慢得多。

4. 电镜下突触由_____、_____和_____三部分组成。

第五章

骨　学

一、躯　干　骨

【实验目的与要求】

1. 掌握躯干骨的组成及其功能；椎骨的一般形态结构特点和各部椎骨的特征；胸骨的分部、胸骨角的位置及其临床意义；躯干骨重要的骨性标志：第 7 颈椎棘突、胸骨角、剑突、骶骨岬、骶角。

2. 熟悉颈椎、胸椎、腰椎的形态特点；肋的组成和肋骨的一般形态、结构。

3. 了解骶骨的形态结构；尾骨的位置、形态。

【实验内容】

（一）椎骨

1. 取胸椎标本观察椎骨的一般形态　首先确定标本的解剖学方位，分辨椎体和椎弓以及两者共同围成的椎孔，辨认椎弓根和椎弓板。椎弓根上、下缘的凹陷分别是椎上切迹和椎下切迹；在椎弓板上辨认上、下关节突、横突和棘突。

2. 观察各部椎骨的特征

（1）颈椎：椎体较小，横突上有横突孔，棘突短，末端分叉。寰椎：无椎体、棘突和关节突，由前、后弓和左、右侧块组成；枢椎：椎体上有向上的齿突；隆椎：棘突特别长，末端不分叉，体表易触及。

（2）胸椎：椎体在横断面上呈心形，其两侧及横突上均有肋凹，棘突较长斜向后下方，呈叠瓦状排列。

（3）腰椎：椎体粗大，棘突呈板状，水平后伸。

（二）骶骨

辨认骶骨的方位，辨认岬、耳状面、骶管、骶前孔、骶后孔、骶管裂孔、骶角等结构。

（三）尾骨

由 4~5 个尾骨融合而成。尾骨近似三角形，上接骶骨尖。

（四）胸骨

确认胸骨柄、胸骨体和剑突 3 部分。找出颈静脉切迹、锁切迹和胸骨角。胸骨角可在体表摸到，其两侧接第 2 肋软骨，是确定肋序数的重要标志。

（五）肋

在骨性胸廓标本上观察全部肋骨的形态及其与脊柱胸段、胸骨的关系。确认真肋、假肋和浮肋。以一根典型的肋骨辨认肋骨的形态结构，包括肋头、肋颈和肋体，找出肋结节、肋沟和肋角。

对照骨标本，在自己身上找出下列各骨性标志：隆椎棘突、骶角、颈静脉切迹、胸骨角、剑突、肋骨。

【实验教具】

1. 椎骨串及各部椎骨、肋骨、胸骨、完整的骨性胸廓。
2. 人体解剖模型。
3. 躯干各骨相应挂图。

二、颅　　骨

【实验目的与要求】

1. 掌握下颌骨的分布及各部的主要结构、名称；鼻旁窦的概念以及它们的名称、位置及开口部位；颅底内、外面观各结构的名称及裂孔的位置；颅骨的重要骨性标志：下颌角、颧弓、乳突、枕外隆凸。

2. 熟悉颅的组成、脑颅与面颅的区分、各骨的位置与名称；颅侧面结构及翼点的位置、组成及临床意义。

3. 了解新生儿颅的特征及出生后变化；颅前面结构及眶、骨性鼻腔、骨性口腔的形态特点。

【实验内容】

(一) 颅骨的位置及形态结构

颅分脑颅骨和面颅骨两部分，取完整颅骨、去顶盖颅骨、矢状切颅骨和分离颅骨观察各脑颅骨和面颅骨的位置、形态结构。

1. 脑颅骨　脑颅骨位于颅的后上部，由 8 块颅骨组成，共同围成颅腔。包括额骨、筛骨、蝶骨、枕骨各一块，顶骨、颞骨各 2 块。

2. 面颅骨　面颅位于颅的前下部，由 15 块颅骨组成，共同构成颜面的骨性基础。包括下颌骨、犁骨和舌骨各一块，鼻骨、泪骨、颧骨、上颌骨、腭骨和下鼻甲各 2 块。在下颌骨分离的标本上找出下颌体、下颌角、下颌支、冠突、髁突、下颌孔、下颌管、颏孔等结构。在活体颈部前面下颌骨下方的深面可以触摸到舌骨。

(二) 完整颅骨的观察

1. 颅盖　取完整颅骨从上方观察颅盖，可看到额骨、顶骨和枕骨的一部分，及其相互连接形成的冠状缝、矢状缝和人字缝。

2. 颅底内面观　取一块去颅盖的颅标本观察，可见颅底的内面有 3 个明显的凹陷，自前向后分别称为颅前窝、颅中窝、颅后窝。各窝内有很多特殊的形态结构和裂孔，这些裂孔大多数都与颅外相通。故观察时，应同时查看它们所连通的颅外的位置。

（1）颅前窝：在颅底的最前部，较浅，由额骨、筛骨和蝶骨构成，观察筛板、筛孔、鸡冠等结构。

（2）颅中窝：主要由蝶骨和颞骨构成。观察垂体窝、视神经管、眶上裂，蝶骨体两侧的 3 对自前内侧向后外侧的小孔，分别为圆孔、卵圆孔和棘孔。

（3）颅后窝：主要由枕骨和颞骨岩部构成。窝内有枕骨大孔，孔前方有斜坡。孔的前外缘上有舌下神经管。孔的后上方有枕内隆凸，隆凸两侧有横行的横窦沟，横窦沟折向前下续为乙状窦沟，末端终于颈静脉孔。在颞骨岩部的后面有内耳门，由此通入内耳道。

3. 颅底外面观　后部中央有枕骨大孔，孔的后上方有枕外隆凸，孔两侧有椭圆形关节面为枕髁。髁的前外侧有颈静脉孔，其前方的圆形孔为颈动脉管外口。颈动脉管外口的后外侧有细长的茎突，其后外方为颞骨的乳突。茎突与乳突之间有茎乳孔。茎乳孔前方的凹陷为下颌窝，与下颌头相关节。下颌窝前方的横行隆起称关节结节。前部有牙槽和硬腭的骨板，向后可见被犁骨分成左右两半的鼻后孔。

4. 颅的前面观　颅的前面主要由额骨、颧骨、鼻骨、上颌骨和下颌骨构成，它们共同组成面部轮廓的基础，并围成骨性眶和骨性鼻腔。进一步观察视神经管、眶上孔、眶下孔、泪囊窝、眶上裂等结构。骨性鼻腔内的鼻中隔和外侧壁上的上、中、下鼻甲，以及各鼻甲下方分别为上、中、下鼻道等结构。鼻旁窦共 4 对，包括额窦、上颌窦、筛窦和蝶窦，分别开口于中鼻道、上鼻道和蝶筛隐窝。

5. 颅的侧面观　通过完整颅骨侧面观察，可见中部有一骨性孔为外耳门，门后方是乳突，前方为颧弓，颧弓上方的凹陷为颞窝。在颞窝区内额、顶、蝶、颞 4 骨交汇处称翼点。此处骨质薄弱，外伤和骨折时，易损伤其内面的脑膜中动脉前支，引起颅内硬膜外血肿。

颅骨观察完毕后，在活体上认真摸认下列骨性标志：乳突、枕外隆凸、下颌角、下颌头和颧弓。

【实验教具】

1. 完整颅骨、分离颅骨、颅盖、颅底骨、颅矢状切面和婴儿颅标本。
2. 颅骨模型及颅各部相应挂图。

【思考题】

1. 请写出颈椎、胸椎、腰椎各自的特征。
2. 请描述颅底内面观的主要内容有哪些。

实验八　四肢骨的大体形态结构

一、上　肢　骨

【实验目的与要求】

1. 掌握上肢骨的组成、名称和位置；肩胛骨、锁骨、肱骨、桡骨及尺骨的形态和主要结构；上肢骨的重要骨性标志。
2. 熟悉手部骨的分部和形态结构。
3. 了解掌骨和指骨的分部、名称、位置及骨的数目。

【实验内容】

（一）上肢带骨

1. 锁骨　位于胸廓前上方，呈 "～" 形。内侧端粗大称胸骨端，与胸骨柄相关节；外侧端扁平称肩峰端，与肩峰相关节。锁骨对固定上肢，支撑肩胛骨，便于上肢灵活运动起重要作用，其全长均可在体表摸到，是重要的体表标志。

2. 肩胛骨　为一三角形扁骨，位于胸廓后外侧的上份，介于第 2~7 肋之间。可分为两面、三缘和三角。上缘的外侧部有一弯曲的指状突起，称喙突；内侧缘较薄，靠近脊柱，又称脊柱缘；外侧缘肥厚邻近腋窝，又称腋缘。上角在内上方，平对第 2 肋。下角平第 7 肋水平，体表易于摸到，为计数肋的

笔 记 栏

标志。外侧角膨大，有朝向外面的关节面，称关节盂，与肱骨头相关节。前面与胸廓相对，为一大的浅窝，称肩胛下窝。后面被一向前外上突出的骨嵴肩胛冈，分为冈上窝和冈下窝。肩胛冈向外侧延伸的扁平突起，称肩峰，是肩部的最高点。

（二）自由上肢骨

1. 肱骨　肱骨位于上臂，是典型的长骨，可分为一体两端。

上端有呈半球形的股骨头，与肩胛骨的关节盂相关节。头周围的环形浅沟，称解剖颈。颈的外侧和前方有隆起的大结节和小结节。大、小结节之间有结节间沟。上端与体交界处较细为外科颈。股骨体中份外侧面有一粗糙隆起称三角肌粗隆，为三角肌附着处。在粗隆的后内侧有一斜行的浅沟称桡神经沟，内有同名神经经过。股骨中部骨折可能伤及桡神经。肱骨下端外侧有一半球形的肱骨小头，与桡骨头上面的关节面构成关节。内侧部为形如滑车状的滑车切迹，与尺骨滑车切迹构成关节。滑车的后上方有一深窝，称鹰嘴窝。小头的外侧和滑车内侧各有一突起，分别称为外上髁和内上髁。内上髁的后下方有尺神经沟，内上髁骨折或肘关节脱位时，有可能伤及沟内的尺神经。

2. 桡骨　桡骨位于前臂的外侧，分一体两端。上端稍膨大称桡骨头，上面的关节凹，与肱骨小头形成肱桡关节。头的周围为环状关节面，与尺骨桡切迹形成桡尺近侧关节。头下方稍细，称桡骨颈。颈的内下侧有突起的桡骨粗隆。桡骨下端粗大，外侧有突向下的锥形突起，称桡骨茎突，为骨性标志。下端的内侧面有与尺骨头相关节的尺切迹。下面有腕关节面与腕骨形成桡腕关节。

3. 尺骨　尺骨位于前臂的内侧，分一体两端。上端的前面有一大的凹陷关节面，称滑车切迹，与肱骨滑车相关节。切迹的上、下方各有一突起，上方大者称鹰嘴，下方小者为冠突。冠突的外侧面有桡切迹，与桡骨头相关节。尺骨下端称尺骨头，其后内侧向下的突起称尺骨茎突。

4. 手骨　手骨分为腕骨、掌骨和指骨（用串连的手骨标本并结合手部 X 线片观察）。

（1）腕骨：由8块小的短骨组成，它们排列成远侧、近侧两列，每列4块。由桡侧向尺侧，近侧列依次为手舟骨、月骨、三角骨和豌豆骨；远侧列为大多角骨、小多角骨、头状骨和钩骨。手舟骨、月骨和三角骨近端共同形成一椭圆形的关节面，与桡骨的腕关节面及尺骨下端的关节盘构成桡腕关节。所有腕骨在掌面形成一凹陷的腕骨沟。

（2）掌骨：共5块，由桡侧向尺侧，依次称第1~5掌骨。掌骨分一体及两端，近侧端名底，远侧端称头，底与头之间部分为体。

（3）指骨：共14节，除拇指仅有2节外，其余4指均为3节，由近端向远端依次为近节指骨、中节指骨和远节指骨。指骨的近端称底，中间部为体，远端为滑车。

结合上肢骨观察完后，请同学们在自己身体上触摸并确认以下骨性标志：锁骨、肩胛冈、肩胛骨下角、肩峰、鹰嘴、肱骨内上髁、肱骨外上髁、尺骨头、尺骨茎突、豌豆骨和掌骨等。

【实验教具】

1. 完整人体骨架。
2. 全套上肢游离标本。
3. 成人手骨 X 线片。

二、下 肢 骨

【实验目的与要求】

1. 掌握下肢骨的名称、数目、位置；髋骨、股骨、胫骨、腓骨的形态和主要结构；下肢骨重要的骨性标志。
2. 熟悉髌骨的位置、跗骨的排列。
3. 了解足骨的分部、形态、结构和位置。

【实验内容】

（一）下肢带骨

在全身骨骼标本及自身活体上确认髋骨的位置、形态。先确定髋骨的解剖学方位，然后在髋骨标本上辨认髂骨、耻骨和坐骨的位置及相互融合的痕迹；观察髋臼、闭孔、髂嵴、髂前上棘、髂前下棘、髂后上棘、髂后下嵴、髂窝、耳状面、坐骨结节、坐骨棘、坐骨大切迹、坐骨小切迹、耻骨联合面、耻骨结节、耻骨下支等结构。

（二）自由下肢骨

首先确认各游离骨标本的解剖学方位。在股骨、胫骨和腓骨标本上观察辨认下列结构。

1. 股骨　股骨位于大腿部，是全身最长最粗的长骨，可分为一体两端。上端有球形的股骨头，与髋臼相关节，头的外下方较细部分为股骨颈，体与颈交界处有两个隆起，上外侧为大转子，下内侧的较小为小转子。大、小转子之间，在后方有隆起的转子间嵴，在前面以转子间线相连。股骨体后面有纵行的骨嵴，称粗线，此线上端分叉，向外上延伸为臀肌粗隆。下端有两个向下后的膨大，分别称内侧髁和外侧髁。两髁侧面最突起处，分别为内上髁和外上髁。

2. 髌骨　髌骨位于股骨下端的前面，股四头肌腱内，上宽下尖，前面粗糙，后面为光滑的关节面，与股骨髌面形成关节。髌骨可在体表摸到。

3. 胫骨　胫骨位于小腿内侧，对支持体重起重要作用，故较粗壮，分一体两端。上端膨大，向两侧突出，形成内侧髁和外侧髁。两髁之间有向上的隆起称髁间隆起，为前后交叉韧带的附着处。上端与体移行处的前面有粗糙的隆起称胫骨粗隆，它是股四头肌腱的附着处。胫骨体呈三棱形，其前缘和内侧面在体表可摸到。下端内侧面向下突出称内踝。

4. 腓骨　腓骨位于小腿外侧，细而长，上端略膨大称腓骨头，头下方变细称腓骨颈，下端膨大称为外踝。腓骨头浅居皮下，是重要的骨性标志。

5. 足骨　足骨可分为跗骨、跖骨及趾骨（用串连的足骨标本并结合足部X线片进行观察）。

（1）跗骨：共7块，排成前、中、后三列。后列为跟骨和距骨，跟骨后部粗糙隆起称跟骨结节。距骨上面有前宽后窄的距骨滑车，与胫、腓骨下端相关节。中列为足舟骨。前列为内侧楔骨、中间楔骨、外侧楔骨和骰骨。

（2）跖骨：共5块，由内侧向外侧依次为第1~5跖骨。其后端为底，中间为体，前端为头。

（3）趾骨：有14节，除踇趾仅两节外，其余各趾为3节。

【实验教具】

1. 全身骨架。
2. 全套游离下肢骨标本。
3. 幼年髋骨，示髂骨、坐骨、耻骨 3 骨的分界。
4. 成人足骨 X 线片。

【思考题】

1. 肱骨中段骨折易损伤哪条神经？
2. 全身最长的长骨是什么？有什么特点？

第六章

关 节 学

实验九　中轴骨连结的大体形态结构

【实验目的与要求】

1. 掌握关节的基本构造和辅助功能；脊柱的构成、分部和功能；胸廓的构成、胸廓上口和胸廓下口的形态及围成；颞下颌关节的组成。

2. 熟悉前纵韧带、后纵韧带、弓间韧带、关节突关节、寰枢关节、寰枕关节的位置及功能；颞下颌关节的功能。

3. 了解骨连结的分类；椎间盘的功能和临床意义；脊柱整体观的形态和功能；胸廓的运动。

【实验内容】

（一）概述

在躯干骨连结、颅骨连结、关节的标本上，观察直接连结中的纤维连结、软骨连结、骨性结合以及间接连结中的关节面、关节囊、关节腔、韧带、关节盘、关节唇。并以肩关节为例，演示关节的基本运动形式。

（二）躯干骨的连结

1. 在椎骨间连结的离体标本上，观察椎间盘、前纵韧带、后纵韧带、黄韧带、棘间韧带、棘上韧带、项韧带、关节突关节、寰枢关节、寰枕关节的位置，理解其功能。并示教椎间盘，其内为髓核，外为纤维环。

2. 在脊柱整体连结的标本上，观察脊柱呈 S 形的 4 个生理弯曲，即颈曲、胸曲、腰曲、骶曲。

3. 在胸廓的标本和模型上，观察组成胸廓的 12 块胸椎、12 对肋、1 块胸骨。观察组成胸廓上口的第 1 胸椎、第 1 对肋和胸骨柄上缘。观察由第 12 胸椎、第 11、12 对肋、左右肋弓和剑突围成的胸廓下口。观察两肋弓之间的胸骨下角、两肋之间的肋间隙以及肋椎关节和胸肋关节的组成和位置。

（三）颅骨的连结

在颅骨连结的标本和模型及 X 线片上，观察颅骨间的缝，如人字缝、冠状缝、矢状缝等。组成颞下颌关节的颞骨下颌窝、关节结节和下颌头位置，以及颞下颌关节内关节盘的形态。并指导学生活体演示颞下颌关节的上、下、前、后、侧方运动。

【实验教具】

1. 人体骨架。
2. 椎骨连结的标本。
3. 躯干骨连结的标本。
4. 小儿胸廓标本。
5. 脊柱标本。
6. 脊柱和颅骨的正位 X 线片。
7. 脊柱 CT、MRI 片。
8. 正中矢状切的头颅标本。
9. 新生儿颅骨标本。
10. 颞下颌关节标本。
11. 离体打开的肩关节、膝关节标本。

【思考题】

1. 关节的基本构造包括哪几部分？
2. 椎骨间的连结结构有哪些？
3. 胸廓是如何构成的？

笔 记 栏
. . . .

实验十 四肢骨连结的大体形态结构

【实验目的与要求】

1. 掌握肩关节、肘关节、腕关节、髋关节、膝关节、距小腿关节的结构特点；骨盆的组成、骨盆性别差异及大小骨盆的界限。

2. 熟悉肩关节、肘关节、腕关节、髋关节、膝关节、距小腿关节的组成及功能。

3. 了解胸锁关节、肩锁关节的位置、组成和功能；腕骨间关节、腕掌关节、掌指关节、指间关节、跗骨间关节、跗跖关节、跖趾关节、趾骨间关节的位置和功能。

【实验内容】

（一）上肢骨的连结

1. 上肢带连结 结合教材内容，对照图谱，在离体上肢各部关节切开及未切开的标本上，指导学生观察上肢带的连结，包括胸锁关节、肩锁关节，并指导学生在活体演示其功能。

2. 自由上肢骨连结 在离体上肢各部体上肢各部关节切开及未切开的标本及人体骨架上，指导学生观察自由上肢骨的连结，包括肩关节、肘关节、桡腕关节的关节面、关节囊、关节腔及辅助结构和前臂骨间膜。

（1）取肩关节离体标本，观察肱骨头、肩胛骨的关节盂，关节内的肱二头肌长头腱的位置、形态和结构特点。

（2）取肘关节离体标本，观察由肱骨滑车与尺骨滑车切迹构成的肱尺关节的位置、形态。由肱骨小头与桡骨头关节凹构成肱桡关节的位置、形态。由桡骨头环状关节面与尺骨的桡切迹构成的桡尺近侧关节的位置、结构、形态特点，以及桡骨头周围的桡骨环状韧带。

（3）在前臂骨连结的标本上观察前臂骨间膜、桡尺远侧关节的位置。

（4）取手关节离体标本，观察桡腕关节的位置、组成及结构特点。腕骨间关节、腕掌关节、掌指关节、指骨间关节的位置。并指导学生活体演示肩关节、肘关节、腕关节，从而理解关节的基本构造和功能。

（二）下肢骨的连结

1. 下肢带连结　结合教材内容，对照图谱、X 线片，在离体骨盆连结的标本、模型上，观察由左、右髋骨、骶骨、尾骨组成的骨盆及界线的位置，骶髂关节、耻骨联合的位置和结构特点，骶结节韧带和骶棘韧带起止部以及与坐骨大切迹、坐骨小切迹构成的坐骨大孔和坐骨小孔。

2. 自由下肢骨连结　结合教材内容，对照图谱、X 线片，在离体下肢各部关节切开和未切开的标本及人体骨架上，观察自由下肢骨的连结，包括髋关节、膝关节和踝关节的形态、组成和结构特点及运动方式。

（1）取髋关节离体标本，观察股骨头、髋臼、髂骨韧带、股骨头韧带。

（2）取膝关节离体标本，观察股骨内、外侧髁，胫骨内、外侧髁和髌骨，囊内的前、后交叉韧带，囊外的髌韧带、胫侧副韧带、腓侧副韧带，关节腔内 O 形的外侧半月板和 C 形的内侧半月板。

（3）在胫腓骨连结的标本上，观察距小腿关节的内踝、外踝和距骨滑车的形态，跗骨间关节、跗跖关节、跖趾关节、趾骨间关节位置及结构特点。

【实验教具】

1. 人体骨架。

2. 离体的肩关节、肘关节、桡腕关节、髋关节和膝关节、距小腿关节标本。

3. 骨盆和正常肩关节、肘关节、桡腕关节、髋关节及膝关节、距小腿关节脱位的 X 线片。

4. 骨盆标本和模型。

【思考题】

1. 肩关节是如何构成的？有何结构特点？

2. 膝关节是如何构成的？有何辅助结构？

笔　记　栏
. . . .

第七章

肌　学

实验十一　头颈肌、躯干肌的大体形态结构

【实验目的与要求】

1. 掌握胸大肌的位置、起止及作用；膈的形态、位置、三个孔裂及其通过的结构；胸锁乳突肌的位置、起止和作用。

2. 熟悉膈在呼吸运动中的作用；腹肌的层次、名称和作用。

3. 了解肌的形态；筋膜、滑膜囊、腱鞘等的形态和作用；肌的命名法；头肌的分部及作用；颈肌的层次和主要肌群；躯干肌的分部。

【实验内容】

（一）概述

1. 在下肢肌、躯干肌和头颈肌等标本上，观察长肌、短肌、扁肌和轮匝肌的形态，辨认其一般构造，如肌腹、肌束、肌腱和腱膜等。

2. 利用腹部层次标本观察浅、深筋膜形成的筋膜鞘、肌间隔、血管神经鞘等。

3. 在专门显示腱鞘的标本或模型上观察手和足的腱鞘（位置、形态、连通关系）。

4. 利用有关标本观察肌的起止点、配布规律和肌的命名法。

5. 具体肌的观察，先在显示肌起止点的骨架上观察其附着位置，再于人

笔记栏
· · · · · · · · · ·

体层次模型上观察各肌的位置，然后观察标本。

（二）头颈肌

1. 在头颈部层次解剖标本上，结合局部解剖挂图或图谱进行观察颅顶的枕额肌及帽状腱膜、眼轮匝肌、口轮匝肌与颊肌等。

2. 在咀嚼肌标本上，分别观察咬肌、颞肌、翼内肌和翼外肌的位置、起止点，分析其在咀嚼运动中的作用。

3. 在颈部层次解剖标本、断层标本上，逐层观察颈阔肌、胸锁乳突肌、舌骨上、下肌群及前、中、后斜角肌的位置、层次、起止点，分析其作用。观察斜角肌间隙的围成及通过的结构。

（三）躯干肌

1. 在背肌解剖标本上，观察背浅肌、深群的位置、层次、形态与起止点。主要观察斜方肌、背阔肌、菱形肌、肩胛提肌、竖脊肌及胸腰筋膜等。

2. 在胸壁解剖标本上，观察胸大肌、胸小肌、前锯肌的层次、位置、起止点等，分析各肌的作用，特别是在呼吸运动中的作用。

3. 在膈标本上，观察膈的各部附着情况、裂孔的位置及通过的结构，分析膈在呼吸运动中的作用。

4. 在腹前外侧壁层次解剖标本和腹后壁标本上，主要观察腹外斜肌、腹内斜肌、腹横肌、腹直肌、腰方肌等位置、层次、肌束的方向及形成的有关结构，观察腹直肌鞘的组成、腹股沟管的构成。

【实验教具】

1. 人体层次解剖模型、头颈肌模型、腹壁肌与腹股沟管模型；骨架（显示肌的附着点）。

2. 头颈肌、躯干肌挂图。

3. 肌的形态、配布起止点标本，大腿中部断层标本、腹壁层次解剖标本。

4. 头颈肌标本、咀嚼肌标本。

5. 背肌浅层、深层标本。

6. 胸肌标本、肋间肌标本。

【思考题】

1. 请写出膈肌上三个裂孔的名称、位置及通过的结构。
2. 弓状线以上腹直肌鞘是如何构成的？

实验十二　四肢肌的大体形态结构

【实验目的与要求】

1. 掌握三角肌的位置和作用；肱二头肌、肱肌、肱三头肌的位置和作用；上肢肌的肌性标志（如三角肌、肱二头肌、肱三头肌；在腕部确定桡侧腕屈肌腱、掌长肌腱、尺侧腕屈肌腱等的位置关系）；髂腰肌的位置、组成和作用；臀大肌、臀中肌的位置和作用；缝匠肌、股四头肌的位置和作用；小腿三头肌的位置和作用；下肢肌的肌性标志（如臀大肌、臀中肌、股四头肌、半腱肌、半膜肌、小腿三头肌、跟腱等）。

2. 熟悉上肢肌的分部、分群和排列情况；各肩肌在肩关节运动中的作用；运动桡腕关节的有关肌的联合作用（如腕的内收和外展）。半腱肌、半膜肌和股二头肌的位置和作用；大腿肌内侧群的分层排列和作用；小腿各肌的位置、排列和主要作用以及在踝关节运动中的联合运动（内翻、外翻）。

3. 了解肩肌的配布；臂肌的分群；前臂肌的分群、分层排列和作用；手肌的分群、位置和作用；下肢肌的分部、分群、分层和排列情况；髋肌的分群和配布；大腿肌的分群和位置关系；小腿肌的分群和层次；足肌的分群和作用。

【实验内容】

（一）上肢肌

1. 在上肢肌解剖标本、层次解剖模型上，首先观察上肢肌的分部（肩肌、臂肌、前臂肌和手肌），然后观察各部肌的分群和层次，各重要肌的位置、形态、起止点，并分析其作用。

2. 在肩肌标本上，观察：①三角肌的位置与肩关节的位置关系，观察其起止点，在活体上确认其轮廓；②在肩胛骨背面从上向下依次观察冈上肌、冈下肌、小圆肌和大圆肌的起止点，分析各肌在肩关节运动中的作用；③在肩胛骨前面观察肩胛下肌起止点，分析其作用。

3. 在臂肌标本上先观察臂肌分前、后两群，然后依次观察前群的喙肱肌、肱二头肌和肱肌，后群的肱三头肌，观察各肌的起止点，分析其作用。

4. 在前臂肌标本上，先观察分群，再观察各群的排列层次和位置关系。在标本上观察各肌肌腹和肌腱在前臂的位置，特别是在腕部的位置关系，并在活体上确定腕部各肌腱的排列，然后对照挂图在标本上辨认前臂各肌群。

（1）前群：①浅层有6块，由桡侧向尺侧依次为肱桡肌、旋前圆肌、桡侧腕屈肌、掌长肌、指浅屈肌和尺侧腕屈肌；②深层有3块，即位于桡侧的拇长屈肌、尺侧的指深屈肌以及深面的旋前方肌。

（2）后群：①浅层有5块，由桡侧向尺侧依次为桡侧腕长伸肌、桡侧腕短伸肌、指伸肌、小指伸肌、尺侧腕伸肌；②深层也有5块，由近侧向远侧依次为旋后肌、拇长展肌、拇短伸肌、拇长伸肌和示指伸肌。

5. 在手肌标本上，观察外侧群（鱼际）、内侧群（小鱼际）和中间群，并辨认各肌，分析其作用。

（二）下肢肌

1. 在下肢肌解剖标本、层次解剖模型上，首先观察下肢肌的分部，然后按分部依次观察。

2. 在髋肌标本上，先观察其分群，然后按群观察其各肌的位置和起止点，分析其作用。①前群包括髂腰肌和阔筋膜张肌；②后群位于臀部，又称臀肌，包括浅层的臀大肌、中层的臀中肌和梨状肌以及深层的臀小肌等。

3. 在大腿肌标本上，先观察其分群（前群、内侧群和后群），然后分别观察各肌群。

（1）前群：包括缝匠肌和股四头肌。缝匠肌位于浅层，观察其起止点和走行。股四头肌起端有四个头，即股直肌、股外侧肌、股内侧肌和股中间肌，依次观察4个头的附着位置。

（2）内侧群：共5块，包括位于最内侧、最表浅的股薄肌，其余4块分三层排列。浅层外上为耻骨肌，内下为长收肌；中层为短收肌，深层为大收肌。

（3）后群：包括位于外侧的股二头肌、内侧浅层的半腱肌和深层的半膜肌，观察其起止点，并分析其作用。

4. 在小腿肌解剖标本上，先观察分群，然后观察各肌群的层次和形态。

（1）前群：由内侧向外侧依次为胫骨前肌、踇长伸肌、趾长伸肌，观察各肌腱与距小腿关节的位置关系，分析其作用。

（2）外侧群位于腓骨的外侧，包括浅层的腓骨长肌与深层的腓骨短肌，观察此二肌肌腱与外踝的关系。

（3）后群分浅、深两层，浅层为小腿三头肌，由腓肠肌和比目鱼肌构成，观察其起点及跟腱的形成和附着部位；翻开小腿三头肌，从内侧向外侧依次辨认趾长屈肌、胫骨后肌和踇长屈肌，注意三肌肌腱与内踝的位置关系。

（4）对照标本在活体上观察和触摸小腿三头肌的肌腹和跟腱的轮廓。

5. 在足肌标本上观察足背肌和足底肌。足背肌较薄弱，包括踇短伸肌和趾短伸肌。足底肌的配布情况和作用与手肌相似，也分为内侧群、外侧群和中间群，但没有与踇指和小指相当的对掌肌。依次观察各肌。

【实验教具】

1. 人体层次解剖模型、手肌和足肌层次模型；骨架（显示肌的附着点）。
2. 上、下肢肌解剖标本挂图。
3. 上肢肌解剖标本。
4. 下肢肌解剖标本。
5. 手肌解剖标本。
6. 足肌解剖标本。

【思考题】

1. 肱二头肌位于何处？有何作用？
2. 臀大肌位于何处？有何作用？

第八章

消化系统

实验十三　消化系统的大体形态结构

一、消　化　管

【实验目的与要求】

1. 掌握咽峡的构成；牙和舌的形态和特征；腮腺、下颌下腺和舌下腺的位置；咽的位置、分部、形态；食管的形态、位置及狭窄部位；胃、十二指肠、直肠；阑尾的位置、形态结构及阑尾根部的体表投影。

2. 熟悉唇、颊、腭的形态；小肠的分部及形态特征。

3. 了解胃壁的构造。

【实验内容】

1. 口腔　取头部正中矢状切面标本并结合用小圆镜子对照活体进行观察。口腔前壁为口唇，两侧壁为颊，上壁为腭，下壁为口底。向前以口裂通体外，向后经咽峡通咽腔。

（1）口唇和颊：由皮肤、肌和口腔黏膜构成。上唇表面正中线上有一浅沟称人中，其上、中 1/3 交界处为人中穴。从鼻翼两旁至口角两侧各有一浅沟称鼻唇沟。

（2）腭：在头正中矢状切面标本上观察，腭为口腔上壁，前 2/3 为硬腭，后 1/3 为软腭。软腭由黏膜及肌构成，前缘与硬腭相续，后缘游离而下垂，其中央向下突起称腭垂，自软腭游离缘向两侧形成前、后两条由黏膜形成的弓形皱襞，近前方的一条叫腭舌弓，向下续于舌根，后方的一条叫腭咽弓，止于咽的侧壁，前、后两弓之间的凹窝内有腭扁桃体。由腭垂、左右两侧腭舌弓和舌根共同围成的狭窄区域称咽峡。

（3）牙：取牙模型观察。每个牙可分为 3 部，露于口腔的部分称牙冠，在牙冠的表面，被有一层洁白的釉质；埋在牙槽内的部分称牙根，牙根尖部有一小孔，称牙根尖孔；牙冠和牙根交界处称牙颈。牙槽表面和牙颈周围都被覆着口腔黏膜和结缔组织构成的牙龈。牙嵌入上、下颌骨牙槽内，分别排列成上牙弓和下牙弓。乳牙共 20 个，包括切牙、尖牙和磨牙；恒牙共 32 个，包括切牙、尖牙、前磨牙和磨牙。

（4）舌：取游离舌标本观察。舌位于口腔底，分为上、下两面，上面可见一人字形的界沟，将舌分成前 2/3 的舌体和后 1/3 的舌根。舌体的前端称舌尖。舌下面正中线处有一黏膜皱襞称舌系带；在舌系带根部的两侧各有一小黏膜隆起称舌下阜；由舌下阜向两侧延伸，各有一黏膜隆起称舌下襞。其深面有舌下腺。

1）舌黏膜：取小圆镜各自进行活体观察。舌黏膜被覆于舌的上、下面，舌上面的黏膜上有许多小突起称为舌乳头。按其形状可分丝状乳头、菌状乳头和轮廓乳头等。丝状乳头数量最多，遍布舌背；菌状乳头数量较少而体积较大，为红色钝圆形小的突起，散在丝状乳头之间；轮廓乳头最大，有 7~11 个，排列于界沟前方。

2）舌肌：取头部正中矢状切面标本观察。舌内肌起止点均在舌内，其纤维有纵、横和垂直 3 种。舌外肌中最重要者有颏舌肌，起自下颌骨体后面中央，肌纤维向后上方呈扇形分散，止于舌内。

（5）大唾液腺：有 3 对，即腮腺、下颌下腺和舌下腺。其中最大者为腮腺，位于耳郭前下方，外表略呈三角形，腮腺导管由腮腺的前缘发出，在颧弓下方一横指处，向前横过咬肌表面，再呈直角向内，穿过颊肌，开口于上颌第 2 磨牙相对的颊黏膜处。

2. 咽　在头颈部正中矢状切面标本结合切开咽后壁的咽肌标本观察。咽是一漏斗形肌性管道，上起颅底，下至食管上端（平第 6 颈椎体下缘），后面紧邻上 6 个颈椎，前面与鼻腔、口腔及喉腔相通，因此，可将咽分鼻咽、口咽和喉咽 3 部分。

3. 食管　在示食管位置的整尸上观察。食管是一前后扁窄的肌性管道。成人长约 25cm，上端平对 6 颈椎体下缘处与咽相接，为食管的第 1 狭窄处；在第 4、5 胸椎之间高度，交叉于左主支气管侧之后处为食管的第 2 狭窄处；在第 10 胸椎水平穿膈肌食管裂孔处为食管的第 3 狭窄处。入腹腔后，在第 11 胸椎左侧接胃的贲门。

4. 胃　胃的位置（从打开腹腔标本上观察），胃空虚时一般位于左季肋区及腹上区；胃的形态，从游离胃可见胃有以下结构。

（1）两口：入口称贲门，与食管相接；出口称幽门，约在第 1 腰椎右侧，与十二指肠相接。

（2）两壁：胃前壁朝向前上方；胃后壁朝向下方。

（3）两缘：上缘称胃小弯，在近幽门处折弯成角称角切迹；下缘称胃大弯，凸向左下方。

（4）四部：靠近贲门的部分称贲门部，贲门平面以上，向左上方膨出的部分称胃底，胃的中间大部称胃体，在角切迹右侧至幽门之间的部分称幽门部。幽门部又可分为幽门管和幽门窦两部分，幽门部紧接幽门而呈管状的部分称幽门管，幽门管向左至角切迹之间稍膨大的部分称幽门窦。

从游离胃内面观察，在胃小弯处，黏膜皱襞多为纵行，有 4~5 条。在幽门括约肌内表面的黏膜向内形成环状皱襞，称幽门瓣。胃的肌织膜由内斜、中环、外纵 3 层平滑肌构成。在幽门处环形肌特别增厚，形成幽门括约肌。

5. 小肠　在切开腹腔的整体标本观察，小肠全长为 5~7m，起自胃的幽门，盘曲于腹部，下接盲肠，从上至下可分为十二指肠、空肠和回肠 3 部分。

（1）十二指肠：取十二指肠游离标本观察。十二指肠呈 C 字形包绕胰头，长约 25cm，可分为上部、降部、水平部和升部。①上部：起于胃的幽门，上部左侧与幽门根连接处肠壁较薄，黏膜光滑无环状襞，称十二指肠球部。②降部：起于十二指肠上部，达第 3 腰椎体下缘处急转向左，移行于水平部。剖开降部，可见降部中份肠腔后内侧壁上有一纵行的黏膜皱襞，称十二指肠纵襞，此襞下端有一乳头状隆起，称十二指肠大乳头，上有胆总管与胰管的共同开口，距中切牙约 75cm。③水平部：在第 3 腰椎平面自右向左，横过下腔静脉至腹主动脉前面，移行于升部。④升部：自腹主动脉前方斜向左上方至第 2 腰椎左侧，再向前下转折续于空肠。转折处形成的弯曲称十二指肠空肠曲，它被由肌纤维和结缔组织共同构成的十二指肠悬肌固定于腹后壁。

（2）空肠和回肠：在十二指肠末端处找出十二指肠空肠曲，此即空肠的起始处，空肠与回肠之间并无明显界限，大致空肠位于腹腔的左上方，回肠占右下方，两者长度比约为 2∶3。空肠与回肠均由小肠系膜连于腹后壁。内部结构在切开的空肠与回肠标本上观察结构区别。空肠壁厚，回肠壁薄。空肠内面环形襞大而多，回肠则小且少。将其展平拿起来对着亮光进行观察，可以看到很多散在不透光点，像芝麻样大小（大小不定）的孤立淋巴滤泡。仅有此孤立淋巴滤泡者则为空肠，回肠末端除有孤立淋巴滤泡外，尚有成片的椭圆形不透光区，大小不一的集合淋巴滤泡。

6. 大肠　大肠全长约 1.5m，略成方框形，围绕在空、回肠的周围。起自右髂窝，终于肛门，可分为盲肠、阑尾、结肠、直肠和肛管 5 部分。盲肠和结肠外形有 3 个主要特点（取一段离体结肠标本观察）。①结肠带：是肠管表面的 3 条纵带；②结肠袋：是由肠壁上的许多横沟隔开而成的环形囊袋状突起；③肠脂垂：为结肠带附近许多大小不等的脂肪突起。

（1）盲肠和阑尾：盲肠为大肠的起始部，下端以膨大的盲端开始，一般位于右髂窝内，向上连于结肠。在切开标本或模型上观察盲肠的内部结构，可见其左后上方有回肠末端的开口，此口称为回盲口；口的上、下缘各有一半月形的黏膜皱襞称回盲瓣（注意其作用），在回盲瓣的下方约 2cm 处，有阑尾的开口。

阑尾（蚓突）在整体标本上观察。上端连通盲肠后内壁，下端游离。3 条结肠带最后都汇集于阑尾根部，故沿结肠带向下追踪，是寻找阑尾的可靠方法。阑尾根部的体表投影通常在脐与右髂前上棘连线的中、外 1/3 交界处，此点称为麦克伯尼点。急性阑尾炎时，此点可有压痛。

（2）结肠：在腹腔深层标本观察。按其位置和形态，可分为升结肠、横结肠、降结肠及乙状结肠 4 部分。①升结肠：是盲肠上升至结肠右曲的部分。②横结肠：介于结肠右曲至结肠左曲之间的部分。③降结肠：由结肠左曲下降至左侧髂嵴处的一段。④乙状结肠：平左髂嵴处接续降结肠，呈乙字形弯曲，向下进入盆腔续于直肠。

（3）直肠：在盆腔矢状切面标本游离的标本上观察。直肠位于盆腔内，上端平第 3 骶椎处接乙状结肠，下端至盆膈处续于肛管。注意直肠不直，在矢状切面上有两个弯曲，其上部与骶骨前面的曲度一致，形成凸向后的骶曲；

下端绕过尾骨尖前面转向后下方，形成一凸向前的会阴曲。直肠的下端的肠腔膨大称直肠壶腹，直肠壶腹内面的黏膜，形成 2~3 个半月形襞称直肠横襞。其中最大而恒定的一个皱襞在壶腹上份，距肛门 7cm。

（4）肛管：取游离直肠至肛门矢状切面标本观察。肛管为大肠的末段，上端连于直肠，下端开口肛门，长 3~4cm。肛管上段的黏膜形成 6~10 条纵行皱襞称肛柱。各肛柱下端之间有半月形黏膜皱襞相连称肛瓣。两个相邻肛柱下端与肛瓣围成袋状小陷窝称肛窦。各肛瓣和肛柱的下端共同连成一锯齿状的环形线称为齿状线（肛皮线）。齿状线以下有一宽约 1cm 表面光滑的环状带，称为肛梳。肛梳下缘有一环状线称白线，此线恰为肛门内、外括约肌的交界处，活体指诊时可触知一环状沟。白线以下的皮肤颜色较深，下方不远即终于肛门。

肛管的环形肌层特别增厚，形成肛门内括约肌。围绕在肛门内括约肌周围的骨骼肌构成肛门外括约肌，主司括约肛门。

【实验教具】

1. 头部正中矢状切面标本（观察口腔、牙、舌、唾液腺、食管等）。
2. 游离的舌、胃、小肠、大肠、直肠、（包括肛管）标本。
3. 切开的空、回肠标本；盆腔矢状切面标本（示直肠、肛管的结构）及模型。
4. 打开的胸、腹盆腔标本（示消化管各器官的位置及毗邻关系）。
5. 半身人模型。

【思考题】

1. 试述食管的狭窄及距切牙的距离。
2. 试述咽的分部与交通。
3. 大肠与小肠的区别标志是什么？

二、消　化　腺

【实验目的与要求】

1. 掌握肝的形态、位置及体表投影；胆囊的形态、分部、位置及胆囊底的体表投影。

　　2. 熟悉输胆管道的组成及开口部位。

　　3. 了解肝和胆囊的功能。

【实验内容】

　　1. 肝

　　（1）肝的形态：用离体的肝标本、肝模型配合观察。肝呈楔形，可分上、下两面和前、后两缘及左、右两叶。肝上面隆凸，贴于膈穹隆之下称为膈面，借镰状韧带分为左、右两叶。肝下面凹凸不平与许多内脏接触称脏面，脏面朝向下后方，有排列呈 H 形的左、右纵沟和横沟。左纵沟窄而深，沟前部有肝圆韧带，后半有静脉韧带；右纵沟阔而浅，前部有胆囊窝，后部有下腔静脉由此通过。横沟为肝门，是肝门静脉、肝固有动脉、肝左右管、淋巴管和神经等出入肝的门户。

　　（2）肝的位置：在打开腹腔的整体标上并配合半身人模型观察，肝大部分位于右季肋区和腹上区，小部分位于左季肋区。肝的右界和上界与膈穹一致。肝的右界起自腋中线肋弓最低点（第 10 肋）至第 7 肋连于上界，由此向左作上凸弧线，位右锁骨中线上与第 5 肋至胸剑结合，左锁骨中线稍内侧平第 5 肋间隙；肝下界与肝的前缘一致。在右腋中线平等 10 肋，至右侧第 8、9 肋软骨结合外离开肋弓，经剑突下 3~5cm 处斜向左上，经左侧第 7、8 肋软骨结合处扣连于上界左端。正常成人，肝的下界在右肋弓下，一般不能触及，剑突下可触及。小儿肝的前缘可低于右肋弓下缘 2~3cm。7 岁以后儿童右肋弓下已不能摸到。

　　（3）胆囊和胆道系：胆囊位于肝下面的胆囊窝内，呈鸭梨形。分为胆囊底、胆囊体、胆囊颈和胆囊管。胆囊管弯曲，向下与左侧的肝部总管会合成胆总管。胆总管位于肝门静脉右前方，与胰管汇合，形成略膨大的总管称肝胰壶腹，开口于十二指肠大乳头。在肝胰壶腹的管壁内，有环形平滑肌称为肝胰壶腹括约肌，可控制胆汁的排出和防止十二指肠内容物逆入胆总管和胰管内。

　　2. 胰　胰横行，位于胃后方，第 1、2 腰椎前方，分头、体、尾 3 部分。胰头在右方，有十二指肠包绕，胰体横跨第 1 腰椎及下腔静脉和腹主动脉前面，胰的左端是胰尾，胰尾较细，与脾门接触。

在胰的实质内偏后方，有一条与胰的长轴平行，起自胰尾向右横贯其全长的主排泄管称胰管，最后与胆总管合并，共同开口于十二指肠大乳头。

【实验教具】

1. 游离肝和胰标本。
2. 打开腹腔的整体标本，示肝、胰的位置及肝外胆道。
3. 肝、胰的模型。
4. 半身人模型。

【思考题】

4. 试述肝的位置及体表投影。
5. 试述胆汁的产生和排出途径。

实验十四　消化系统的微细结构

【实验目的与要求】

1. 掌握消化管的一般结构；胃与小肠黏膜的微细结构；肝与胰腺的微细结构。
2. 熟悉食管的微细结构。
3. 了解大肠、阑尾及大唾液腺的组织结构。

【实验内容】

（一）食管

取材：人食管横切面。

染色：HE。

1. 肉眼观察　管腔不规则，可见几个纵行皱襞突入管腔，腔面紫蓝色区为黏膜上皮。

2. 低倍镜观察　分辨食管壁，由内向外分四层结构，即黏膜层、黏膜下层、肌层、外膜。

3. 高倍镜观察

（1）黏膜：分三部分，表面为未角化的分层扁平上皮，其外层为细密结缔组织的固有层，其内可见血管及食管腺导管的断面。黏膜肌层为纵行平滑肌束，是黏膜与黏膜下层的分界。

（2）黏膜下层：疏松结缔组织，含小血管和食管腺，腺泡染色浅，腺腔很小，腺细胞呈椎体形，胞质着浅蓝色，核染色深，腺导管小，由单层立方或矮柱状细胞围成。

（3）肌膜：两层肌组织构成，大致分为内环外纵，两层之间可见肌间神经丛。

（4）外膜：纤维膜，由结缔组织构成，富含血管和神经。

（二）胃底

取材：狗胃底。

染色：HE。

1. 肉眼观察　长条形的组织，紫蓝色一面为黏膜，红色的一面为肌层，两者之间染色浅的部分为黏膜下层，可见黏膜和黏膜下层突出形成的皱襞。

2. 低倍镜观察　分清胃壁的四层结构。

（1）黏膜层：表面为单层柱状上皮，可见上皮凹陷形成的胃小凹。上皮外层为固有层，含大量胃底腺，腺体之间有少量的结缔组织，固有层外为黏膜肌层，有内环外纵两层平滑肌组成。

（2）黏膜下层：位于黏膜肌层外面，含有血管、淋巴管及黏膜下神经丛。

（3）肌层：较厚，平滑肌组成，大致分为内斜、中环、外纵三层，肌层之间可见肌间神经丛。

（4）浆膜：由疏松结缔组织和间皮构成（有的间皮在制片过程中可脱落）。

3. 高倍镜观察　重点观察黏膜结构。

（1）上皮：单层柱状上皮，由表面黏液细胞组成，细胞核位于基底部，顶部胞质充满黏原颗粒，呈透明区。

（2）胃底腺：位于固有层内，可见不同断面，选择开口于胃小凹的胃底腺的纵切面观察，主要观察三种细胞。①主细胞：又称胃酶细胞，数量最多，主要分布于胃底腺的下半部。细胞呈矮柱状，核圆，位于基部，基部胞质呈嗜碱性，染成蓝色，顶部胞质充满空泡状结构。②壁细胞：又称泌酸细胞，分布于上半部，胞体较大，多呈圆锥形，核圆而深染，居中，可有双核，胞质嗜酸性，着深红色。③颈黏液细胞：数量少，分布于胃底腺的颈部，胞核偏扁，呈半月状。

思考：请结合壁细胞的超微结构特征解释为什么壁细胞胞质呈嗜酸性。

（三）十二指肠

取材：猫的十二指肠。

染色：HE。

1. 肉眼观察　小肠纵断面，凹凸不平一侧为肠腔面，可见有数个较高的突起，是小肠环形皱襞，在皱襞表面可见有许多细小的突起，外为肠绒毛。

2. 低倍镜观察　分辨管壁四层结构（注意与胃底区别）重点观察肠绒毛和小肠腺。

（1）黏膜层：表面有许多伸向肠腔的突起，为小肠绒毛，其纵切面呈指状，横切面为卵圆形。固有层内含有不同断面的小肠腺。黏膜肌层由内环外纵两层平滑肌组成，染成粉色。

（2）黏膜下层：疏松结缔组织，含有十二指肠腺，为黏液腺，内含小血管和淋巴等。

（3）肌层：内环外纵两层平滑肌，期间可见肌间神经丛。

（4）浆膜：结缔组织和间皮组成。

3. 高倍镜观察　重点观察小肠绒毛和小肠腺。

（1）小肠绒毛：为指状突向管腔，表面为单层柱状上皮，上皮游离面为染色较红的纹状缘，上皮主要由柱状的吸收细胞组成，期间有杯状细胞。绒毛中轴是固有结缔组织，其中央有 1~2 条纵行的中央乳糜管，还可见毛细血管、散在的纵行平滑肌纤维及较多的淋巴细胞。

（2）小肠腺：位于固有层内，是黏膜上皮下陷形成的单管腺，开口于相邻绒毛之间。细胞主要为吸收细胞，期间有少量杯状细胞。在肠腺底部有三五成群的锥体细胞，细胞胞质顶部含有嗜酸性颗粒，此细胞为潘氏细胞，为小肠腺专有细胞。

思考：肠绒毛和小肠腺的组成？在切片中如何区分两者？

纹状缘电镜结构有哪些？有何功能意义？

（四）结肠

取材：狗结肠。

染色：HE。

1. 肉眼观察　标本为长条形，是结肠的横断面，一侧隆起且表面不整，染成紫蓝色的为黏膜，依次分辨四层。

2. 低倍镜观察　分辨四层结构，注意与小肠区别。

（1）腔面平整无绒毛。

（2）上皮内有大量的杯状细胞。

（3）固有层内充满长而直的结肠腺。

3. 高倍镜观察　着重观察黏膜。

（1）黏膜上皮：单层柱状上皮，纹状缘不明显，上皮内有大量的杯状细胞。

（2）结肠腺：主要由柱状细胞和大量杯状细胞组成。

（五）阑尾

取材：人阑尾。

染色：HE。

1. 肉眼观察　管腔较小，管壁上可见淋巴小结，为紫蓝色的团块。

2. 低倍镜观察　黏膜层无肠绒毛，上皮同结肠，但大肠腺少而小，固有层含大量淋巴小结和弥散淋巴组织，突入黏膜下层，致使黏膜肌层不完整，外膜为浆膜。

（六）下颌下腺

取材：人下颌下腺。

染色：HE。

1. 低倍镜观察　腺表面有薄层结缔组织被膜，腺实质被结缔组织分隔成腺小叶，小叶之间的结缔组织中含有导管，由单层柱状上皮围成。小叶内可见大量腺泡，主要为混合性腺泡。

2. 高倍镜观察

（1）腺泡：浆液性腺泡由浆液性腺细胞组成，细胞呈锥状，核圆形，位于基部，核下区胞质嗜碱性，染成紫色；核上区胞质含嗜酸性分泌颗粒。黏液性腺泡由黏液性腺细胞组成，核扁圆形，混合性腺泡常表现为在黏液性腺泡的一侧有几个浆液性腺细胞，排列成帽状，称为半月。

（2）导管：起始端为与腺泡相连的闰管，管径很细，由单层扁平或单层立方上皮围成，分泌管较粗，由单层高柱状上皮组成，细胞核位于顶部，细胞染成红色，小叶间导管位于小叶之间的结缔组织中，由单层柱状上皮围成。

（七）胰

取材：人胰腺。

染色：HE。

1. 肉眼观察　标本中形态不规则、大小不等的区域为小叶。

2. 低倍镜观察　表面有被膜，实质为小叶，界线不明显。

（1）外分泌部：有许多紫红色的腺泡及导管的各种断面。

（2）内分泌部：胰岛，散在分布于外分泌部之间的细胞团，着色较浅。

（3）小叶间的结缔组织中有小叶间导管。

3. 高倍镜观察

（1）腺泡：浆液性，腺细胞呈锥形，细胞顶部含有嗜酸性的酶原颗粒，基部为嗜碱性颗粒。胞核为圆形，位于基部，腺腔内可见泡心细胞，呈扁平或立方形，胞质不明显，胞核染色淡，呈圆形或椭圆形。

（2）闰管：管径较小，单层扁平上皮，纵断面可见闰管与泡心细胞相连。

（3）胰岛：周围有少量结缔组织，细胞数目不定，染色浅，细胞排列不规则，相互连接呈索状或团状。

（4）小叶间导管：由单层立方上皮或矮柱状上皮构成。

（八）肝

取材：猪肝和人肝。

染色：HE。

1. 肉眼观察　标本被分成许多小区域，即为肝小叶。

2. 低倍镜观察　肝表面有被膜，实质为肝小叶组成。肝小叶中央的管腔为中央静脉，其周围放射状排列的条索状结构为肝索。肝索之间为肝血窦，与中央静脉相通。相邻的肝小叶之间为肝门管区，为结缔组织，内含三种管道。

人肝的结缔组织较少，肝小叶分界不清。

3. 高倍镜观察

（1）肝板：由肝细胞单行排列组成的凹凸不平的板状结构，围绕中央静脉呈放射状排列，并相互交织成网状。肝细胞体积较大，呈多边形，内含1~2个核，位于中央，核仁明显，胞质嗜酸性。

（2）肝血窦：肝细胞索之间的间隙，窦壁由内皮细胞祖成。窦腔不规则，腔内可见肝巨噬细胞。

（3）中央静脉：位于肝小叶中央，壁薄而不完整，由内皮和少量结缔组织构成，与血窦相连。

（4）肝门管区：内有小叶间动脉、小叶间静脉及小叶间胆管通过。

【思考题】

1. 胃底腺位于黏膜的_____层，有_____、_____、_____、_____、_____五种细胞组成，其中能分泌胃蛋白酶原的是_____。

2. 人体最大的腺体是_____，其基本的结构和功能单位是_____，主要由中央的_____和周围呈放射状排列的_____与_____构成。

3. 肝细胞有_____、_____、_____三个功能面。

第九章

呼 吸 系 统

实验十五　呼吸系统的大体形态结构

【实验目的与要求】

1. 掌握呼吸系统的组成；喉的位置，主要喉软骨的名称；气管的位置；肺的形态和结构；壁胸膜、脏胸膜和胸膜腔。

2. 熟悉固有鼻腔体黏膜分部；喉黏膜的主要形态结构，喉腔分部；肺的位置及体表现投影；壁胸膜的分部和肋膈隐窝的位置，胸膜的体表投影。

3. 了解呼吸系统的基本功能；喉肌的组成和作用。

【实验内容】

1. 肺外呼吸道

（1）鼻：分为外鼻、鼻腔和鼻旁窦 3 部分。①外鼻：外鼻有鼻根、鼻背、鼻尖及鼻翼等部，外鼻下端有鼻孔。②鼻腔：在头正中矢状切面标本观察，鼻腔由鼻中隔分为左右鼻腔，每侧鼻腔又分为鼻前庭（前）和固有鼻腔（后）。鼻前庭为鼻翼所围成的空腔，内面衬以皮肤，生有鼻毛。固有鼻腔由骨性鼻腔被覆以黏膜构成。外侧壁上有上鼻甲、中鼻甲及下鼻甲，各鼻甲下方分别形成上鼻道、中鼻道和下鼻道。固有鼻腔的黏膜可因其结构和功能不同，分为嗅区和呼吸区两部分。③鼻旁窦：见运动系统。

（2）咽：见消化系统。

（3）喉

1）喉的位置：在整体标本与半身人模型上观察。喉位于颈前正中，位置表浅，上连于舌骨，下接气管，两侧有颈部大血管、神经和甲状腺侧叶。

2）喉的结构：观察喉软骨模型。喉软骨主要包括甲状软骨、环状软骨、会厌软骨和一对杓状软骨。甲状软骨是最大的喉软骨，由左右对称的两个方形软骨板构成，两板前缘以直角互相愈着形成前角，其上端向前突出称喉结。两板后缘有两对突起分别为上方的一对为上角，下方的一对为下角。环状软骨在甲状软骨的下方，形如指环。前部低窄呈弓形，称环软骨弓，后部高宽呈板状，称环状软骨板。杓状软骨位于环状软骨板上方，左右各一，呈三棱锥体形。尖朝上，底朝下，杓状软骨底有向前的突起称声带突。会厌软骨附着于甲状软骨前角的后面，形似树叶，下端狭细，上端宽阔，游离于喉口上方，前面凸，后面凹。弹性圆锥为圆锥形弹性纤维膜，其下缘附着于环状软骨上缘，上缘游离，张于甲状软骨前角后面与杓状软骨声带突之间，称声韧带。

3）喉腔：在喉矢状切面标本与模型上观察。喉腔的两侧壁有上、下两对黏膜皱襞。上方的一对称前庭襞，两侧前庭襞间的裂隙称前庭裂，下方的一对称声襞，两侧声襞及杓状软骨间的裂隙称声门裂。声门裂是喉腔最狭窄的部位，此裂前3/5为膜间部，与发音有关。喉腔分为喉前庭、喉中间腔和声门下腔3部分。前庭裂以上的部分称喉前庭；前庭裂和声门裂之间的部分称喉中间腔，喉中间腔向两侧突出的隐窝称喉室；声门裂以下的部分称声门下腔。

（4）气管和主支气管：在整体标本并配合半身人模型观察。①气管：为前后略扁的圆筒状管道，主要由14~16个C形气管软骨构成，其间由结缔组织连接，后壁无软骨，由平滑肌和结缔组织所封闭，并紧邻食管。气管上端平第6颈椎体下缘与喉相连，向下至第4、5胸椎之间平面，分为左、右主支气管，分权处称气管权。②主支气管：由气管权至肺门之间的管道，左、右各一，分别称为左主支气管和右主支气管。左主支气管细、长而较水平；右主支气管粗、短而垂直。

2. 肺　肺位于胸腔内，纵隔的两侧（整体标本并配合半身人模型观察）。观察肺的形态和结构（整体标本并配合离体肺观察）。左肺狭长，被斜裂分为上、下两叶，即为左肺上叶与左肺下叶；右肺宽短，被斜裂和右肺水平裂分为右肺上叶、右肺中叶和右肺下叶。肺可分为一尖、一底、两面、三缘。肺尖呈钝圆形，高出锁骨内侧段上方 2~3cm。肺底位于膈的上方。肋面广阔圆凸，贴近肋和肋间肌，内侧面贴近纵隔和脊柱。此面中央凹陷处称肺门，出入肺门的结构有主支气管、肺动脉、肺静脉、淋巴管及神经等。这些结构由结缔组织和胸膜包绕成束，称肺根。肺的前缘锐利，左肺前缘下半有一明显缺口称心切迹，切迹下方有一向前向内的舌状突起称左肺小舌。肺的后缘圆钝，贴于脊柱的两旁。肺的下缘也较锐利，伸向膈与胸壁之间。

3. 胸膜　胸膜在胸腔内形成左、右两个密闭的腔。胸膜分为壁胸膜与脏胸膜。脏胸膜又称肺胸膜，紧贴在肺的表面不易撕开，壁胸膜贴在胸壁内面。胸膜的脏壁两层在肺根周围相互移行，围成完全封闭的胸膜腔。壁胸膜由于部位不同，又可分为 4 部分。胸膜顶为突出胸廓上口，包围肺尖的部分；肋胸膜贴在肋及肋间肌内面；膈胸膜覆盖于膈上面的部分；纵隔胸膜衬附于纵隔两侧的部分。在各部胸膜转折处，可形成潜在的间隙，其中最重要的间隙位于肋胸膜与膈膜转折处，称肋膈隐窝，为胸膜腔最低部位。

4. 纵隔　在开胸的整体标本与纵隔模型配合观察。纵隔是两侧纵隔膜之间所有器官和组织结构的总称。前界为胸骨，后界为脊柱胸段，两侧界为纵隔胸膜，上界达胸廓上口，下界为膈。纵隔通常以通过胸骨角和第 4 胸椎下缘平面，将其分为上纵隔和下纵隔。下纵隔再以心包为界分为前纵隔、中纵隔和后纵隔 3 部分。纵隔主要包括心、心包、大血管、主支气管、食管、胸导管、奇静脉、迷走神经、交感神经、淋巴结等。

【实验教具】

1. 头颈部正中矢状切面标本。
2. 颅骨矢状切面示骨性鼻腔与鼻旁窦标本。
3. 喉腔矢状切面标本与模型。
4. 离体呼吸系统标本。
5. 游离肺标本与模型。
6. 胸膜示教标本。
7. 喉软骨模型与标本。
8. 纵隔标本与模型。
9. 半身人模型。

笔 记 栏
. . . .

【思考题】

1. 鼻旁窦有哪些？各开口于何处？
2. 试述左右支气管的区别。

实验十六　呼吸系统的微细结构

【实验目的与要求】

1. 掌握气管、肺的微细结构。
2. 熟悉肺泡隔的结构特点。

【实验内容】

（一）气管

取材：人气管。

染色：HE。

1. 肉眼观察　标本缺口侧为管壁内侧，表面紫蓝色为上皮，外面 C 形染成蓝色的为透明软骨环。

2. 低倍镜观察　从管腔内向外分辨管壁的三层结构。

（1）黏膜层：由上皮和固有层组成。①上皮：为假复层纤毛柱状上皮，柱状细胞之间有少量杯状细胞。②固有层：疏松结缔组织，内含较多的淋巴细胞，弹性纤维较多，内有腺体导管及血管断面。

（2）黏膜下层：与固有层相连，无明显界限，疏松结缔组织，内含混合性腺体。

（3）外膜：为 C 形透明软骨环，缺口处为致密结缔组织与平滑肌纤维，腺体可伸至此处。

3. 高倍镜观察

（1）上皮：假复层纤毛柱状上皮，柱状细胞之间可见较多的杯状细胞，在基底部可见基底细胞与梭形细胞，组成上皮的细胞高矮不一，因此细胞核不在一个平面上，看似多层。

（2）黏膜下层：为疏松结缔组织，内有较多的血管、淋巴管和气管腺，腺体为混合性，其中染色较深的为浆液性腺，染色较浅为黏液性腺。

（3）透明软骨环：软骨呈 C 形，着蓝色。软骨周边部的细胞体积较小，呈扁圆形，散在分布；中央部细胞体积较大，成群分布，形成同源细胞群。

（二）肺

取材：猫肺。

染色：HE。

1. 肉眼观察　组织标本呈海绵状，可见大小不等的管腔断面，为肺内支气管各级分支和肺动脉、肺静脉的断面。小泡状结构为肺呼吸部。

2. 低倍镜观察　分辨导气部和呼吸部，注意支气管分支与血管的区别。

导气部：包括小支气管、细支气管和终末细支气管。

（1）小支气管：管径粗，管壁厚，三层分界不明显。①黏膜层：上皮为腔表面深色部分，为假复层纤毛柱状上皮，有杯状细胞，但当管腔变细时，杯状细胞会逐渐变少。固有层较薄，为结缔组织。②黏膜下层：疏松结缔组织，含有混合性。③外膜：由透明软骨片和结缔组织构成，内含小血管。在小支气管一侧有伴行的肺动脉分支断面，管壁薄，管腔大。

（2）细支气管：管径较小，管壁较薄，为假复层或单层纤毛柱状上皮，环形平滑肌增多，杯状细胞、混合性腺及软骨片很少或消失。

（3）终末细支气管：管径细，黏膜形成明显皱襞，为单层柱状上皮，无杯状细胞、混合腺及软骨片，平滑肌形成完整的环形。

3. 高倍镜观察　重点观察呼吸部。

呼吸部：包括呼吸性细支气管、肺泡管、肺泡囊和肺泡，其中前三者管壁上均有肺泡的开口，可进行气体交换。

（1）呼吸性细支气管：管壁不完整，肺泡直接开口于管壁上，为单层立方上皮，肺泡开口处为单层扁平上皮，上皮下有少量结缔组织与平滑肌。

（2）肺泡管：管壁有许多肺泡开口，相邻肺泡间的肺泡管处呈结节状膨大，表面为单层立方上皮，其外有少量平滑肌。

（3）肺泡囊：许多肺泡共同围成的囊腔，在相邻肺泡开口处无平滑肌，只有少量结缔组织，切片中不见结节状膨大。

（4）肺泡：形态不规则的空泡状结构。肺泡上皮由单层扁平上皮和立方上皮构成，相邻肺泡之间的薄层结缔组织为肺泡隔，内有毛细血管。肺泡腔与肺泡隔内有肺巨噬细胞，胞质嗜酸性，吞噬灰尘后成为尘细胞。

【思考题】

1. 气管的管壁结构由外向内分成_____、_____和_____三部分；组成上皮的细胞是_____、_____、_____、_____。

2. 肺的呼吸部包括_____、_____、_____、_____。

3. 肺泡内气体与血液内气体进行交换所通过的结构称_____。

第十章

泌尿系统

实验十七　泌尿系统的大体形态结构

【实验目的与要求】

1. 掌握泌尿系统的组成；肾的位置、体表投影；输尿管的行程和分部、狭窄部位及其临床意义；膀胱的形态和位置。

2. 熟悉膀胱三角的位置、特点和临床意义。

3. 了解肾段的概念。

【实验内容】

1. 在尸体或半身人体模型上，观察组成泌尿系统的器官，各器官的形态、位置及毗邻关系。

2. 观察肾、输尿管、膀胱标本。冠状切开的肾标本或模型，肉眼可见肾皮质、髓质及肾窦中各结构（肾盏、肾盂等）的形态；输尿管的行径；膀胱的位置及形态，膀胱内腔（膀胱三角的部位及其黏膜特点），观察膀胱后面毗邻，男女有别；女性尿道的开口部位。

3. 结合教材内容对照图谱、模型、尸体标本，观察泌尿系统各器官的位置、形态结构特点，女性输尿管在盆腔部位的毗邻。尸体与活体对照体会肾的体表投影，辨认组成肾蒂的器官及其相互关系。

【实验教具】

1. 半身人体模型。

2. 肾、输尿管、膀胱连男性尿道（阴茎）模型。

3. 冠状切开放大的肾模型。

4. 男、女性切开腹前壁，移除大、小肠，保留腹后壁器官原位的标本。

5. 左、右肾和输尿管连于膀胱（已作冠状切开），女性保留子宫阴道及尿道。

6. 肾作冠状切开的离体标本。

7. 女性盆腔器官（留有膀胱）附有女性外阴的模型。

8. 男、女性盆腔和会阴正中矢状切模型、标本。

【思考题】

1. 试述输尿管的分部和狭窄。

2. 试述膀胱的形态分部。

实验十八　泌尿系统的微细结构

【实验目的与要求】

1. 掌握肾的微细结构。

2. 熟悉膀胱的微细结构。

3. 了解输尿管的微细结构。

【实验内容】

（一）肾

取材：兔肾。

染色：HE。

1. 肉眼观察　标本呈扇形，周边为皮质，呈深红色，中央染色较浅，为髓质。

2. 低倍镜观察

（1）被膜：薄层致密结缔组织，位于肾表面。

（2）皮质：包括皮质迷路和髓放线两部分。①皮质迷路：由肾小球和肾小管曲部构成，可见断面呈圆形、弧形的肾小管。②髓放线：位于皮质迷路之间，由呈束的纵切面或斜切的小官构成。

（3）髓质：主要由大小不等的泌尿小管组成，包括肾小管直行部分和集合管，其中可见小血管。

（4）皮髓交界处有弓形动脉与静脉，髓放线之间有小叶间动脉，髓质内为直小动脉、静脉。

3. 高倍镜观察

（1）皮质：①肾小体：包括血管球与肾小囊。肾小囊分为壁层与脏层，壁层为单层扁平上皮，脏层紧贴血管表面，与毛细血管内皮分界不清，两层之间的腔隙为肾小囊腔。②近曲小管：管壁厚，管腔小而不规则，上皮细胞为单层立方，细胞游离面有刷状缘，细胞界限不清；核圆，位于近基底部，胞质呈强嗜酸性染成深红色。③远曲小管：断面较近曲小管数量少，管径较小，管壁较薄，腔大而规则，上皮细胞为立方形，界限较为清楚，胞质嗜酸性弱，细胞游离面无刷状缘，细胞核位于中央或偏顶部，核间距较小。

（2）髓质：①细段：在髓放线及髓质中的细管，由单层扁平上皮构成，管腔小，管壁薄，略比毛细血管厚，腔内无血细胞。②集合小管：由立方上皮构成，胞质染色明亮，核圆，着色深，细胞界限清楚。③乳头管：由高柱状上皮构成，细胞界限清楚。

（3）球旁细胞：在血管极处，肾小球入球微动脉与出球微动脉出入的部位，可见入球微动脉平滑肌细胞变为立方上皮样，即为球旁细胞。细胞核较大，卵圆形，染色浅，细胞轮廓不清。

（二）输尿管

取材：狗输尿管。

染色：HE。

1. 肉眼观察　标本为中空性器官，管腔较小，管比较厚。

2. 低倍镜观察　从内向外区别管壁三层结构：黏膜层、肌层、外膜。

（1）黏膜层：在管腔内形成较多皱襞，包括上皮和固有层。

（2）肌层：为平滑肌，上 2/3 为内环、外纵两层，下 1/3 为内纵、中环、外纵三层。

（3）外膜：为纤维膜，其内可见血管与脂肪细胞。

3. 高倍镜观察

（1）黏膜：包括上皮与固有层，上皮为变移上皮，固有层为结缔组织，包含小血管等，位于上皮下方。

（2）肌层：为平滑肌。

（3）外膜：为结缔组织，其外无间皮覆盖。

（三）膀　胱

取材：狗膀胱。

染色：HE。

1. 肉眼观察　标本的一侧表面染成紫蓝色的为黏膜上皮。

2. 低倍镜观察　区分膀胱壁的三层结构。由内向外分为黏膜层、肌层与浆膜。

（1）黏膜层：包括上皮与固有层。表面紫蓝色是上皮，为变移上皮。黏膜凸向管腔形成皱襞。

（2）肌层：为平滑肌，较厚，肌纤维大致呈内纵、中环、外纵排列。

（3）外膜：膀胱顶部为浆膜，其余为纤维膜，内含神经纤维束。

3. 高倍镜观察

（1）黏膜层：①上皮：变移上皮细胞成层排列，浅层细胞较大，呈伞形或者长方形，细胞核 1~2 个，细胞质染色较深；下方为 1~2 层梨形细胞，最深层为立方形或矮柱状细胞。基膜不清楚。上皮细胞层数随着膀胱功能状态而发生改变，当膀胱充盈时上皮为 2~3 层；当膀胱空虚时上皮为 6~7 层。②固有层：为致密结缔组织，其外无明显的黏膜下层。

（2）肌层：为平滑肌。当膀胱空虚时，肌层变厚，不易分辨三层肌纤维。

（3）外膜：纤维膜为结缔组织。

【思考题】

1. 肾小囊的壁层为_____上皮，脏层由_____细胞构成 。

2. 滤过屏障包括_____、_____、_____；进入肾小囊腔的滤液叫_____。

第十一章

生 殖 系 统

实验十九　泌尿系统的大体形态结构

【实验目的与要求】

1. 掌握睾丸的位置、形态及内部结构；输精管的形态特点、行程、分部；男性尿道的行程、分部、狭窄和弯曲及临床意义；卵巢的形态、位置；输卵管的位置、分部及各部的形态结构；子宫的形态、位置、毗邻关系及其固定装置。

2. 熟悉附睾的形态、位置；精索的概念和组成；前列腺的形态、位置及毗邻；精囊腺、尿道球腺的位置与开口，精液的组成；阴道的位置、形态和毗邻。

3. 了解阴囊的位置与层次；阴茎的形态与构造；女性外生殖器的组成。

【实验内容】

1. 男性生殖系统

（1）取男性生殖系统概观标本，观察睾丸和附睾的位置和形态、睾丸鞘膜的性状和脏、壁两层的配布以及膜腔的形成。

（2）取男性生殖系统概观标本，观察输精管的起始、行程和终止，并结合活体，触摸输精管的硬度；检查精索的位置和构成。结合男性盆腔正中矢状切面标本，在膀胱底的后方，观察精囊的形态及其输精管末段的位置关系；在膀胱颈的后下方，观察射精管的合成、行程和开口部位。

（3）取男性盆腔正中矢状切面和男性生殖系统概观标本观察：前列腺的形态及其与膀胱颈、尿生殖膈和直肠的位置关系；尿道球腺的位置和形态。

（4）在标本上，区分阴茎头、阴茎体和阴茎根；观察阴经的构造及 3 条海绵体的形态和位置关系；检查尿道外口的位置和形态，查看阴经包皮及包皮系带的位置和构成；观察阴囊构造和内容。

（5）在男性盆腔正中矢状切面标本中，观察尿道的起始和分部、2 个弯曲、3 个扩大和 3 个狭窄的形态和部位。

2. 女性生殖系统

（1）取女性盆腔标本，在髂总动脉分叉处的内侧，观察卵巢的形态以及它与子宫阔韧带的关系。

（2）在子宫阔韧带的上缘内寻认输卵管，观察它的分部及各部的形态特征。

（3）观察子宫的位置，以及子宫与膀胱、阴道与直肠的为位置关系；子宫的形态和分部；子宫腔和子宫颈管的位置及其通连关系；子宫各切带的位置、附着和构成。

【思考题】

1. 试述男性尿道的分部狭窄及弯曲。
2. 试述输卵管的分部及每个部分的功能。

实验二十　生殖系统的微细结构

一、男性生殖系统

【实验目的与要求】

1. 掌握睾丸的组织结构。
2. 熟悉附睾的微细结构。

【实验内容】

取材：狗睾丸与附睾。

染色：HE。

1. 肉眼观察　切片组织分为两部分，大块组织为睾丸，小块组织为附睾。

2. 低倍镜观察

（1）睾丸：①被膜：表面覆盖有单层扁平上皮的鞘膜，深面为白膜，白膜深入实质，将其分成许多小叶。②实质：在睾丸小叶中，可见许多大小不等、形状不一、管壁厚薄各异的生精小管断面，结缔组织之间有睾丸间质。③间质：疏松结缔组织。

（2）附睾：附睾头部由睾丸输出小管盘曲形成，小管管壁由高柱状纤毛细胞和低柱状细胞相间排列构成，故管腔不规则；体部及尾部由附睾管盘曲而成，上皮为假复层纤毛柱状上皮，管腔规整，上皮游离面有静纤毛。

3. 高倍镜观察　重点观察睾丸。

（1）精原细胞：在生精小管管壁最外面，附着于基膜上。细胞为圆形或卵圆形，体积中等，胞核着色较深。

（2）初级精母细胞：位于精原细胞的近腔侧，细胞有 2~3 层，体积较大而圆。

（3）次级精母细胞：位于初级精母细胞的近腔侧，细胞体积大小与精原细胞相似，存在时间短。

（4）精子细胞：靠近管腔面，细胞体积较小，胞质少，胞核圆形，染色质细密。

（5）精子：位于管腔面，头部扁圆形，染色较深，尾部较长，淡红色。

（6）支持细胞：高椎体形，细胞基底部附着于基膜上，细胞顶端达腔面，细胞核较大，呈椭圆形或三角形，核仁明显。

（7）间质：疏松结缔组织，内有睾丸间质细胞，常成群分布。间质细胞呈圆形或多边形，体积较大，胞核圆形，居中；胞质嗜酸性，常染成红色。

（8）睾丸网与直精小管：睾丸网位于睾丸纵隔中，管腔由单层立方上皮围成，其内可见大量精子和脱落的精子细胞。直精小管位于睾丸网与生精小管之间，上皮为单层柱状上皮。

二、女性生殖系统

【实验目的与要求】

1. 掌握卵巢的微细结构。
2. 熟悉子宫的光镜结构。
3. 了解输卵管的微细结构。

【实验内容】

（一）卵巢

取材：兔卵巢。

染色：HE。

1. **肉眼观察**　标本为卵圆形，周围部较厚，为皮质，内有大小不等的空泡，中央着色浅为髓质。

2. **低倍镜观察**　卵巢表面为单层立方或单层扁平状上皮，深层为致密结缔组织构成的白膜。实质中，皮质位于外周，内有致密结缔组织基质、不同发育阶段的卵泡、黄体和白体。髓质位于中央，由疏松结缔组织构成，内含血管。

黄体为圆形的淡红色的细胞团，内有粒黄体细胞，着色较浅，胞核圆形，染色较深，膜黄体细胞位于周边。两种黄体细胞在切片中呈空泡状。

3. **高倍镜观察**

（1）原始卵泡：数量多，排列成群，位于皮质浅层。体积小，由初级卵母细胞和卵泡细胞组成，卵泡细胞为一层扁平的细胞。

（2）初级卵泡：位于原始卵泡深层，由原始卵泡发育而来，卵泡体积增大，初级卵母细胞增大，周围出现透明带，着红色。卵泡细胞变为立方和柱状，双层至多层，卵泡细胞之间出现卵泡液。

（3）次级卵泡：由初级卵泡继续发育增大而成，卵泡中出现卵泡腔，内有卵泡液。卵泡细胞分成两部分，围绕着卵泡腔的部分称为颗粒层，而初级卵母细胞、透明带、放射冠及凸向卵泡腔的卵泡细胞称为卵丘。

（4）近成熟卵泡：体积更大，接近卵巢表面，卵泡腔增大，颗粒层变薄，

笔记栏

放射冠与周围的卵泡细胞间出现裂隙。

（5）闭锁卵泡：形态差异大，卵母细胞核固缩或消失，透明带皱缩或不规则并与周围卵泡细胞分离，卵泡壁的卵泡细胞凋亡。

（二）子宫

取材：人子宫。

染色：HE。

1. 子宫增生期

（1）肉眼观察：染成紫色的部分为内膜，红色部分为肌层。

（2）低倍镜观察：由内到外观察子宫壁结构，可区别出内膜、肌层和外膜三层结构。

1）内膜：包括上皮与固有层。上皮为单层柱状，固有层为疏松结缔组织，其内有很多长短不等的子宫腺和小血管。

2）肌层：较厚，有平滑肌组成。

3）外膜：浆膜。

（3）高倍镜观察

1）子宫腺：较直，断面少，腺腔较小，无分泌物，腺上皮与内膜上皮相同。

2）基质细胞：数量多，呈梭形或星形，细胞界限不清，核大为卵圆形。

2. 子宫分泌期

高倍镜观察：子宫内膜更厚，子宫腺数量多、增长、弯曲、腔隙变大。腔内有分泌物。螺旋动脉数量较多，成群分布，腔大。基质细胞分裂增殖，胞质含有脂滴，固有层水肿，可见结缔组织空隙增大。

（三）输卵管

取材：人输卵管。

染色：HE。

1. 肉眼观察　管腔面染成紫色的为黏膜。

2. 低倍镜观察　管壁由黏膜、肌层和浆膜构成。

3. 高倍镜观察

（1）黏膜层：表面为单柱状上皮，纤毛细胞较大，弱嗜酸性。固有层为薄层疏松结缔组织。

（2）肌层：为平滑肌，内环外纵。

（3）外膜：浆膜。

【思考题】

1. 睾丸间质是指_____，睾丸间质细胞的胞质嗜_____性，功能是_____。

2. 卵巢实质分为_____和_____，门部的_____能分雄激素；卵泡由中央的一个_____和周围的_____构成。

第十二章

腹　膜

实验二十一　腹　膜

【实验目的与要求】

1. 掌握腹膜和腹膜腔的概念；小网膜的位置与分部；网膜孔的位置；肠系膜根的附着部位；腹膜陷凹的名称、位置及临床意义；肝肾隐窝的位置和意义。

2. 熟悉腹膜与腹、盆腔器官的关系；大网膜的位置与构成；网膜囊的构成；脾的韧带名称和位置；腹膜腔的分区和间隙。

3. 了解各系膜的名称、位置；肝的韧带名称和位置；陷凹和隐窝。

【实验内容】

1. 概述

（1）在成人整体标本和腹、盆腔矢状切模型上观察腹膜是覆盖于腹、盆腔壁内面以及腹盆腔器官表面的一层浆膜，理解壁层与脏层是连续不断的一整层，覆盖于腹、盆腔壁内面的称壁腹膜，覆盖于器官表面的称脏腹膜。理解腹膜腔是一潜在性的腔，腹膜腔和腹腔在解剖学上是两个不同的概念。

（2）按照腹膜覆盖器官的情况，可将腹、盆腔器官分为 3 类，即腹膜内位器官、腹膜间位器官和腹膜外位器官。腹膜内位器官是器官的表面，几乎全部由腹膜覆盖，观察时可观察到器官全部形态。比较腹膜间位器官被覆腹膜的情况。

2. 腹膜形成的结构

（1）在打开腹前壁的标本上和模型上观察网膜和网膜囊。首先原位观察大网膜。沿胃大弯垂下两层腹膜，从横结肠也垂下两层腹膜，这四层腹膜组成大网膜。在大网膜的下缘，前两层与后两层腹膜是分别连续的。成年人大网膜的四层粘连愈着。

（2）观察小网膜，注意小网膜很薄，稍用力即破。把肝轻轻向上推移，胃向下牵拉，在肝门与胃小弯、十二指肠上部之间的是小网膜。理解小网膜的分部。小网膜的右缘是游离缘，其后方有网膜孔。用左手示指伸进网膜孔，向左探入，则手指进入网膜囊。在正中矢状面示腹膜移行的模型上观察，在小网膜和胃后方的扁窄间隙即为网膜囊，又称小腹膜腔。在打开腹前壁的标本上观察肠系膜，是将空、回肠连于腹后壁的双层腹膜呈扇形，其附着于腹后的部分称为肠系膜根。观察横结肠系膜、阑尾系膜、乙状结肠系膜。

（3）在打开腹前壁的标本上依次观察肝的韧带、胃的韧带、脾的韧带。探查肝肾隐窝、十二指肠上隐窝、十二指肠下隐窝、盲肠后隐窝、乙状结肠间隐窝等。

（4）观察正中矢状切开的男性盆部标本，观察直肠膀胱陷凹，它是男性腹膜腔的最低处。观察正中矢状切开的女性盆部标本，观察膀胱子宫陷凹、直肠子宫陷凹，后者是女性腹膜腔最低处，其前壁是子宫和阴道后壁的上部。

（5）在切开腹前壁的内面观察腹膜皱襞。

3. 腹膜腔分区和间隙

（1）将腹腔脏器恢复原位观察，以横结肠及其系膜为界将腹膜腔分为结肠上区和结肠下区。

（2）结肠上区又称隔下间隙，用手伸入探查肝上间隙和肝下间隙。

（3）将大网膜和横结肠翻向上方观察结肠下区，将空、回肠推向左下方，观察右肠系膜窦，注意其形态特点；再将小肠翻向右侧，观察左肠系膜窦，注意其交通。

（4）在升、降结肠的外侧，分别探查左、右结肠旁沟，尤要注意有结肠旁沟的交通情况。

【实验教具】

1. 切开腹前壁整体标本，示腹腔内器官和腹膜。

2. 腹、盆腔正中矢状切模型。

3. 大、小网膜模型。

4. 腹腔横断模型，示网膜囊和网膜孔。

5. 显示腹后壁腹膜的标本。

【思考题】

1. 试述腹膜与脏器关系三种类型。

2. 试述女性的直肠子宫陷凹与临床之间的联系。

第十三章

心血管系统

实验二十二　心的形态结构

【实验目的与要求】

1. 掌握心的位置、外形和各腔结构。
2. 熟悉心的传导系、心的血管分布和体表投影。
3. 了解心壁构造和心包的形态结构。

【实验内容】

1. 心的位置和外形　在打开胸前壁的完整尸体标本上观察，可见心位于纵隔内，居两肺之间。其外裹以心包。翻开心包的前份，即见心呈圆锥形，约 2/3 在身体正中矢状面的左侧，1/3 在正中矢状面的右侧。将离体完整心放在解剖位置，配合心模型观察。心形似倒置的圆锥体，有一尖一底、两面、三缘和三条沟。其尖指向左前下方，称心尖；底朝向右后上方，称心底，与出入心的大血管相连，又称胸肋面；后下贴在膈上，称膈面。心的右缘较锐利，左缘钝圆，下缘近水平位。心表面近心底处有一几乎呈环形的冠状沟，此沟将心分为上、下两部，上部较小为心房，下部较大为心室。心室的前、后面各有一条纵沟，分别称前室间沟和后室间沟，前、后室间沟为左、右心室分界的表面标志。

2. 心腔的形态　心有 4 个腔，即左心房、右心房、左心室和右心室。左、右心房间有房间隔，左、右心室之间有室间隔。心房与心室之间的开口称房室口。把切开的离体心或心模型放在解剖位置上，分别观察右心房、右心室、左心房和左心室的内部结构。

（1）右心房：其向左前方突出的部分，称右心耳。翻开房壁，可见其壁薄，内面光滑。查看出入口，其后上方的入口为上腔静脉口；后下方的入口为下腔静脉口；前下方的出口为右房室口，此口通右心室。在下腔静脉口与右房室口之间，有冠状窦口。在下腔静脉入口左后上方有一卵圆形浅窝，即卵圆窝。

（2）右心室：将右心室前壁揭开，可见其室腔呈倒置的圆锥形。有出入两口，入口在后上方，即右房室口，在口的周缘附有 3 片呈三角形的尖瓣，称右房室瓣（三尖瓣）。在右心室内面，有锥体形的肌隆起，称乳头肌，在乳头肌与房室瓣边缘有腱索相连。右心室腔向左上方伸延的部分，形似倒置的漏斗形，称动脉圆锥。动脉圆锥的上端即右心室的出口，称肺动脉口，在口的周围附有 3 片呈半月形的瓣膜，称肺动脉瓣。

（3）左心房：将心翻转，在心底处找到左心房，其向右前突出的部分称左心耳。左心房后壁有 4 个入口，左、右各 2 个，称肺静脉口。揭开房壁，可见前下部有一出口，称左房室口，通向左心室。

（4）左心室：翻开左心室前壁，可见左心室内腔亦呈倒置的圆锥形，其底部有出入两口。入口在左后方，称左房室口；该口的周缘附有 2 片呈三角形的尖瓣，称左房室瓣（二尖瓣），借腱索连于乳头肌。出口位于右前方，称主动脉口，通向主动脉；主动脉口周缘也有 3 片半月形瓣膜，称主动脉瓣。

3. 心的血管　用离体心标本配合模型观察。

（1）动脉：营养心本身的动脉，有左、右冠状动脉。① 左冠状动脉：起自升主动脉根部左侧，经左心耳与肺动脉之间左行，即分为前室间支和旋支。前室间支沿着前室间沟走向心尖；旋支沿冠状沟向左行，绕过心左缘至心的膈面。② 右冠状动脉：起自升主动脉根部右侧，经肺动脉与右心耳之间沿冠状沟向右行，绕心右缘至冠状沟后部，其中一支沿后室间沟向下前行，称后室间支。

（2）静脉：在心的膈面观察，在左心房与左心室之间的冠状沟内，有一短粗静脉干，称冠状窦，它收集了心大静脉、心中静脉和心小静脉的血液，经冠状窦口注入右心房。

4. 心包　心包是包在心的外面及大血管根部的囊状结构。辨认纤维性心包及浆膜性心包，区分浆膜性心包的脏层和壁层，注意观察心包腔的形成。

5. 结合教材内容对照图谱、模型、尸体标本，观察心的位置、形态结构特点，与邻近脏器的毗邻关系。尸体、活体对照体会心的体表投影。

【实验教具】

1. 离体心（包括完整和切开的心）。
2. 打开胸前壁的完整尸体标本。
3. 心传导系标本或模型。
4. 心的血管标本。
5. 心的模型。
6. 心的挂图。

【思考题】

1. 试述心脏的位置、形态。
2. 试述心的营养血管供应。

实验二十三　动脉的大体形态结构

【实验目的与要求】

1. 掌握主动脉的起止、位置、分布及各部发出的分支；头颈、上肢、胸部、腹部、盆部和下肢动脉主干的名称、起始部位、行程及其主要分支与分布。
2. 熟悉肺动脉干的位置。
3. 了解动脉韧带的位置。

【实验内容】

1. 肺动脉　在打开胸前壁的完整尸体标本和离体心的标本上观察，肺动脉以一短干起自右心室，称肺动脉干，它沿主动脉前方上升，至主动脉弓下方分为左、右肺动脉，分别经左、右肺门入肺。在肺动脉分叉处，其与主动脉弓下缘之间，有一短纤维索相连，称动脉韧带，是胚胎时期动脉导管闭锁后的遗迹。

2. 主动脉　结合离体心标本及胸腔解剖标本，观察躯干后壁动脉标本。主动脉为最粗大的动脉干，它由左心室发出后，斜向右上方，继向左后方弯曲，沿脊柱下降，至第 4 腰椎体下缘水平分为左、右髂总动脉。

（1）头颈部的动脉：头颈部的动脉主干是颈总动脉。注意观察左、右颈总动脉起点的差别，可见颈总动脉经胸锁关节后方，沿气管和食管两侧上升，至甲状软骨上缘分成两终支，即颈内动脉和颈外动脉。观察左、右颈外动脉分支甲状腺上动脉、舌动脉、面动脉、颞浅动脉、上颌动脉的行程及分布。颈外动脉还发出枕动脉和耳后动脉，向后上行走，分布到枕顶部和耳后部；咽升动脉沿咽侧壁上升至颅底，分布至咽、颅底等处。注意同侧颈外动脉分支之间、同侧与对侧颈外动脉分支之间有丰富的动脉吻合；颈外动脉与颈内动脉、锁骨下动脉的许多分支之间亦有比较丰富的吻合。当一侧颈外动脉或其分支结扎后，可以通过上述吻合建立比较充分的侧支循环。

（2）锁骨下动脉及上肢的动脉：结合胸腔解剖标本和上肢血管标本，注意观察左、右锁骨下动脉起始的差别。锁骨下动脉起始后斜向上行，经胸膜顶前方，向外穿斜角肌间隙至第 1 肋外侧缘，移行为腋动脉。腋动脉行于腋窝深部，至大圆肌下缘移行为肱动脉。

锁骨下动脉的主要分支有椎动脉、胸廓内动脉、甲状颈干。

腋动脉主要分支有胸肩峰动脉、胸外侧动脉、肩胛下动脉、旋肱前动脉、旋肱后动脉。

肱动脉：在大体标本上注意观察肱动脉沿肱二头肌内侧下行至肘窝，平桡骨颈高度，分为桡动脉和尺动脉。肱动脉位置表浅，在活体能触及其搏动，当前臂和手部出血时，可在臂中部将该动脉压向肱骨以暂时止血。在大体标本前臂的深层肌表面辨认桡、尺动脉及其分支。在手掌注意观察掌浅弓和掌深弓的位置、组成。

（3）胸部的动脉：胸部的动脉主干为胸主动脉。取躯干后壁动脉标本，观察胸主动脉壁支在肋间隙内的走行概况。

（4）腹部的动脉：腹部的动脉主干为腹主动脉。动脉标本观察，可见腹主动脉壁支主要为 1 对膈下动脉（分布于膈和肾上腺）和 4 对腰动脉。腹主动脉的脏支有肾动脉、肾上腺中动脉。睾丸动脉（女性为卵巢动脉）和腹腔干、肠系膜上动脉、肠系膜下动脉等。在主动脉裂孔的稍下方，自腹主动脉前壁发出的一条短而粗的血管为腹腔干，它立即分为三支，即胃左动脉、肝总动脉和脾动脉。在腹腔干的稍下方，起自腹主动脉前壁的动脉即肠系膜上动脉，它向下经胰头和十二指肠水平部之间。肠系膜下动脉约在第 3 腰椎水平起自腹主动脉的前壁向左下方走行。

（5）盆部及下肢的动脉：观察盆部及下肢动脉标本，可见在骶髂关节的前方，髂总动脉分为 2 支，下降入骨盆腔的 1 支为髂内动脉，沿腰大肌内侧缘下行的为髂外动脉。髂总动脉的分支包括脏支和壁支两类。壁支包括孔动脉、臀上动脉、臀下动脉、髂腰动脉、骶外侧动脉。闭孔动脉在穿闭膜管之前还发出耻骨支，在股环附近，可与腹壁下动脉的分支吻合，形成异常闭孔动脉，在股疝手术时应注意。脏支包括脐动脉、膀胱下动脉、直肠下动脉、子宫动脉、阴部内动脉等。注意观察子宫动脉与输尿管的关系，子宫动脉沿盆侧壁向内下方走行，进入子宫阔韧带两层之间，跨输尿管的前上方，接近子宫颈处发出阴道支，其本干沿子宫侧缘迂曲上行至子宫底，分支营养子宫、输卵管和卵巢。

髂外动脉沿腰大肌内侧缘下行，经腹股沟韧带中点稍内侧的后方入股部，移行为股动脉。髂外动脉的主要分支为腹壁下动脉，该动脉在腹股沟韧带上方发自髂外动脉，向内上分布于腹直肌。股动脉在股三角内下行，至股三角下份穿收肌管和收肌腱裂孔转向背侧，入腘窝，改名为腘动脉。在腘窝下部，腘动脉分为胫前动脉与胫后动脉，下降入小腿。

3. 结合教材内容对照图谱、模型、尸体标本，观察各部动脉的起止、位置、分部及各部发出的分支。尸体活体对照体会各部动脉的体表投影。

【实验教具】

1. 胸腔解剖标本及离体心标本、模型。
2. 躯干后壁的动脉标本及模型。
3. 胸、腹部动脉标本。
4. 男、女性盆部及下肢动脉标本、模型。

【思考题】

1. 供应胃的动脉血管有哪些？
2. 腹腔干的血管分支有哪些？

实验二十四　静脉的大体形态结构

【实验目的与要求】

1. 掌握上腔静脉、下腔静脉、头臂静脉、颈内静脉及锁骨下静脉的组成、收纳范围和汇入；颈外静脉、头静脉、贵要静脉及肘正中静脉，大隐静脉、小隐静脉的起始、走行位置及汇入和静脉角概念。
2. 熟悉肝门静脉的组成、主要属支的名称及收集范围。
3. 了解肺静脉的行径。

【实验内容】

在完整尸体标本上观察。

1. 上腔静脉系　上腔静脉系由上腔静脉及其属支组成，收集头颈、上肢及胸部（心除外）的静脉血，注入右心房。上腔静脉为一条短而粗的静脉干，于右侧第 1 肋的后面，由左、右头臂静脉汇合而成，沿升主动脉右侧垂直下降，注入右心房。头臂静脉是由同侧颈内静脉和锁骨下静脉在胸锁关节后汇合而成，其汇合处形成的夹角称静脉角。

（1）头颈部的静脉：①颈内静脉：是头、颈部的静脉主干，上端起自颅底颈静脉孔，收集颅内静脉血，沿颈内动脉和颈总动脉外侧下行，在胸锁关节的后方与锁骨下静脉汇合成头臂静脉。颈内静脉的属支分为颅内属支与颅外属支。主要观察颅外属支；面静脉起自眼内眦（内眦静脉），与面动脉伴行，在下颌角附近与下颌后静脉前支汇合，下行注入颈内静脉；下颌后静脉由颞浅静脉与上颌静脉汇合而成，注入颈内静脉。②颈外静脉：起自下颌角附近，沿胸锁乳突肌表面下降，注入锁骨下静脉。颈外静脉为一浅静脉干，一般在活体透过皮肤可见。

（2）上肢的静脉：有深、浅两种，浅静脉居皮下，深静脉与动脉伴行。

①浅静脉：手背皮下的浅静脉形成手背静脉网，由此网汇集成头静脉和贵要静脉。头静脉起自手背静脉网的桡侧，沿前臂桡侧和肱二头肌外侧沟上行，至三角肌和胸大肌之间注入腋静脉或锁骨下静脉。贵要静脉起自手背静脉网的尺侧，沿前臂尺侧和肱二头肌内侧沟上行，注入肱静脉或腋静脉。肘正中静脉位于肘窝内，是连接头静脉与贵要静脉的一条短干。②深静脉：与同名动脉伴行，在臂以下，一般有两条静脉与同名动脉伴行。

（3）胸部的静脉：①奇静脉：在除去胸腔脏器的标本上观察，可见奇静脉在椎体右侧上行，至第4胸椎或第5胸椎水平向前弯，绕过右肺根上方，注入上腔静脉。奇静脉收集右侧肋间后静脉、食管静脉、支气管静脉及半奇静脉的血液。②胸廓内静脉：与同名动脉伴行，注入头臂静脉。

2. 下腔静脉系　下腔静脉系由下腔静脉及其属支组成，收集下肢、盆部、腹部等处的静脉血，注入右心房。

下腔静脉是一条粗大的静脉干，约在第5腰椎体右侧，由左、右髂总静脉汇合而成，沿腹主动脉右侧上升，经肝的腔静脉窝，穿膈的腔静脉孔入胸腔，注入右心房。

（1）下肢的静脉：可分浅静脉和深静脉两类。①浅静脉：下肢的浅静脉在皮下组织内构成静脉网，其中有两条较恒定的静脉，即大、小隐静脉。小隐静脉在足外侧起自足背静脉弓。经外踝后方上升，沿小腿后面正中线行至腘窝，注入腘静脉。大隐静脉是全身最长的皮下静脉，于足内侧起自足背静脉弓，经内踝前方，沿小腿和大腿内侧上行，至隐静脉裂孔注入股静脉。大隐静脉在注入股静脉之前还收纳腹壁浅静脉及股内、外侧浅静脉的静脉血。②深静脉：与同名动脉伴行，在小腿以下的动脉有两条同名静脉伴行，到腘窝处合成一条腘静脉，然后延续为股静脉。股静脉经腹股沟韧带深面延续为髂外静脉。

（2）盆部的静脉：盆壁和盆腔内脏的静脉汇集成髂内静脉；与由股静脉延续来的髂外静脉在骶髂关节处合成髂总静脉。

（3）腹部的静脉：可分为腹壁的静脉和腹腔内脏的静脉。①成对脏器的静脉：肾静脉与肾动脉伴行，成直角注入下腔静脉。睾丸静脉略。②不成对脏器的静脉：不成对脏器的静脉先汇集成肝门静脉入肝，经肝静脉再注入下腔静脉。肝静脉有2~3支，由腔静脉沟（窝）内穿出肝实质，汇入下腔静脉。肝门静脉收集腹腔不成对脏器（除肝外）的静脉血。肝门静脉是一短而粗的静脉干，多由肠系膜上静脉和脾静脉在胰头后方汇合而成。在十二指肠

笔记栏

上部后方上行，进入肝十二指肠韧带内至肝门。在肝十二指肠韧带内查看肝门静脉、肝固有动脉和胆总管的位置关系。肝门静脉的属支有：①肠系膜上静脉沿同名动脉上行，收集同名动脉分布区的静脉血。②脾静脉起自脾门，沿同名动脉右行，至胰头后方与肠系膜上静脉汇合成肝门静脉。③肠系膜下静脉与同名动脉伴行，通常注入脾静脉，有时注入肠系膜上静脉。④胃左静脉与胃左动脉伴行，注入肝门静脉。⑤附脐静脉起自脐周静脉网，沿肝圆韧带上行至肝门，注入肝门静脉。

【实验教具】

1. 胸腔解剖标本及离体心标本、模型。
2. 躯干后壁的静脉标本及模型。
3. 胸、腹部静脉标本。
4. 男、女性盆部及下肢静脉标本、模型。
5. 肝门静脉-上、下腔静脉吻合模型。

【思考题】

1. 大隐静脉的五条属支是哪些？
2. 肝门静脉的七条属支是哪些？

实验二十五　心血管系统的微细结构

【实验目的与要求】

1. 掌握心壁、中动脉的组织结构。
2. 熟悉大动脉的组织结构。
3. 了解中静脉、小静脉与小动脉的光镜结构。

【实验内容】

（一）心

取材：狗左心室壁。

染色：HE。

1. **肉眼观察**　标本中壁薄部位心房，壁厚部为心室，两者交界处可见心瓣膜，染成浅颜色的条状结构。有瓣膜一侧为心腔面，另一面为外膜。

2. **低倍镜观察**　从内向外区分心壁的三层结构：心内膜、心肌膜、心外膜。

（1）心内膜：靠近心腔，最薄，淡红色。从内向外分为两层结构，表面为内皮；其下方为内皮下层，薄层结缔组织；内皮下层又分为内层与心内膜下层，在心室壁心内膜下层较厚，含有浅染的浦肯野纤维。

（2）心肌膜：由心肌组成，心室壁厚于心房壁，可见各种切面的心肌纤维束，其间有少量的结缔组织及丰富的毛细血管。

（3）心外膜：浆膜，由疏松结缔组织及间皮组成，其中可见小血管、神经和脂肪组织。

心瓣膜为心内膜向心腔内折叠并突出的部分，结构与心内膜相似，表面为内皮，中间为致密结缔组织。

3. **高倍镜观察**

（1）心内膜：分两层。①内皮：为单层扁平上皮，胞核呈扁圆形。②内皮下层：结缔组织，内层为细密的结缔组织，外层也称为心内膜下层，亦为疏松结缔组织，心室的心内膜下层含有浦肯野纤维，属于特殊的心肌细胞，直径较普通心肌纤维略粗，胞质丰富，呈粉红色，染色较浅，胞核1~2个，居中，横纹不明显。

（2）心肌膜：由心肌构成，心肌纤维呈螺旋状排列，其间有少量的结缔组织和丰富的毛细血管。

（3）心外膜：即为心包脏层，属于浆膜，由间皮及输送结缔组织构成，内含血管、神经及脂肪组织。

（二）中动脉和中静脉

取材：人中动脉与中静脉。

染色：HE。

1. **肉眼观察**　切片中有两个较大的血管横切面，其中管壁较厚、管腔较大而圆的是中动脉；管壁较薄、管腔较大而不规则的是中静脉。

2. 低倍镜观察

（1）中动脉：从内向外将管壁分为三层结构。①内膜：很薄，最外层为内弹性膜，与中膜相分界。②中膜：最厚，主要由平滑肌组成。③外膜：厚度与中膜近似，着色浅，主要由结缔组织构成。外膜与中膜交界处有外弹性膜。

（2）中静脉：①内膜：较薄，内弹性膜不明显，与中膜分界不清。②中膜：较薄，主要有系数的环形平滑肌组成，肌束间有结缔组织。③外膜：较中膜厚，有结缔组织组成，无外弹性膜，有少量平滑肌及小血管。

3. 高倍镜观察　重点观察中动脉。

（1）内膜：由内向外分为三层结构。①内皮：为单层扁平上皮，有细胞核的位置上皮较厚并凸向管腔。②内皮下层：薄层结缔组织，与内弹性膜相贴。③内弹性膜：由于血管收缩，内弹性膜呈波浪状，染成红色，折光性较强。

（2）中膜：最厚，由十几层环形排列的平滑肌纤维构成，细胞核为椭圆形或杆状，肌纤维之间有少量弹性纤维和胶原纤维。

（3）外膜：与中膜一样厚，为结缔组织，染色较淡，在外膜与中膜交界处有外弹性膜，为纵行的弹性纤维。结缔组织中含有少量神经和小血管。

【思考题】

1. 心脏壁由外向内分为_____、_____和_____三层，心室的心内膜下层含有_____成分。

2. 中动脉又称_____，其内膜包括_____、_____和_____，中膜的主要成分是_____。

第十四章

淋巴系统

实验二十六　淋巴系统的大体结构

【实验目的与要求】

1. 掌握淋巴系统的组成；胸导管的组成、走行位置、收纳范围和汇入；右淋巴导管的组成、收纳范围和汇入；腋淋巴结群和腹股沟浅、深淋巴结群的位置、收纳范围及其回流；脾的位置。

2. 熟悉淋巴系统的主要功能及各淋巴干的名称、收纳范围；颈外侧浅、深淋巴结群的位置、收纳范围及回流；脾的形态。

3. 了解头面部的淋巴回流；颈前淋巴结的名称和位置；胸壁的淋巴回流；盆部的淋巴回流。

【实验内容】

1. 胸导管和右淋巴导管

（1）胸导管：是全身最长最粗的淋巴导管，长 30~40cm。在示胸导管标本上轻轻提起食管的胸段，即可在胸主动脉和奇静脉之间见到胸导管，再向下、向上追索观察其位置及行程。胸导管的下端膨大称为乳糜池，此池通常位于第 1 腰椎体前面，由左腰干、右腰干和肠干合成。胸导管约在第 4、5 胸椎处，移向左侧，出胸廓上口至颈根部，呈弓状弯曲注入左静脉角。胸导管收集左侧上半身和整个下半身的淋巴。

（2）右淋巴导管：在标本或模型上观察，右淋巴导管为一短干，长约1.5cm，它收集右上半身的淋巴，注入右静脉角。

2. 全身主要淋巴结

（1）下颌下淋巴结：位于下颌下腺附近，收纳面部等处的浅、深淋巴，此淋巴结的输出管注入颈外侧深淋巴结。

（2）颈淋巴结：可分为浅、深两组。①颈外侧浅淋巴结：位于颈部皮下，沿颈外静脉排列，收纳耳后、枕部及颈浅部的淋巴，其输出管注入颈外侧深淋巴结。②颈外侧深淋巴结：沿颈内静脉排列成一条纵行淋巴结链。它直接或间接地收集头、颈部淋巴，其输出管汇集成颈干。

（3）腋淋巴结：位于腋窝内的血管周围。主要收集上肢、胸壁和乳房等处的淋巴，其输出管注入锁骨下干。

（4）腹股沟淋巴结：可分浅、深两群，浅群位于腹股沟韧带下方及大隐静脉上段周围的阔筋膜浅面；深群位于阔筋膜的深面，股静脉根部的周围。收集下肢、会阴、外生殖器、臀部和脐以下的腹前壁淋巴，其输出管经髂外淋巴结、腰淋巴结，最后经腰干注入乳糜池。

（5）腹部淋巴结：大致观察即可。①腰淋巴结：位于腰椎体前面，沿腹主动脉及下腔静脉排列，其输出管汇合一对腰干，注入乳糜池。②腹腔淋巴结：位于腹腔干周围，其输出管入肠干。③肠系膜上、下淋巴结：分别沿肠系膜上、下动脉根部周围排列，其输出管均入肠干。

3. 脾

（1）脾的位置：打开腹前壁，可见脾位于左季肋区，在第9~11肋之间。

（2）脾的形态：利用游离标本观察，脾略成长扁椭圆形。脾可分为膈、脏两面，前、后两端和上、下两缘。脏面凹陷，近中央处为脾门。上缘较锐，有2~3个脾切迹。脾大时，可作为触摸的标志。

【实验教具】

1. 示全身主要淋巴结标本。
2. 示胸导管和右淋巴导管标本。
3. 示部分肢体和脏器淋巴管的注射标本。
4. 淋巴系模型和脾标本（或模型）。

【思考题】

1. 试述胸导管收集淋巴范围。
2. 试述腋窝淋巴结的收集范围。

第十五章

体被系统　皮肤和乳腺

实验二十七　皮　肤

【实验目的与要求】

1. 掌握无毛皮的光镜结构。

2. 熟悉有毛皮的微细结构。

3. 了解皮脂腺和汗腺的结构。

【实验内容】

(一) 手指皮

取材：人手指皮肤。

染色：HE。

1. 肉眼观察　在标本中，表皮为深染部分，其下方为真皮，染色较浅，其下层为皮下组织，染色最浅。

2. 低倍镜观察

(1) 表皮：较厚，为角化的复层扁平上皮，细胞排列成层，上皮基底部凹凸不平，与真皮分界清楚。

(2) 真皮：可分为乳头层和网织层。①乳头层：突入表皮基底面，由疏松结缔组织构成，内有丰富毛细血管。乳头层内含有触觉小体。②网织层：位于深层，为细密的结缔组织，内有较大的血管与神经纤维束，可见汗腺及环层小体。汗腺导管部与分泌部成团分布，真皮全层可见汗腺导管切面。

3. 高倍镜观察

（1）表皮：由基底面到表面分5层。①基底层：由矮柱状的基底细胞组成，细胞之间界限不清，胞质呈嗜碱性，胞核椭圆形。基膜染色深。②棘层：与基底层相邻，由数层多边形的棘细胞组成。细胞较大，胞核为卵圆形，位于中央。③颗粒层：由3~5层梭形细胞组成，胞质含有透明角质颗粒，使细胞染成深蓝色。④透明层：1~2层扁平细胞组成，细胞界限不清，为均质透明状，呈嗜酸性。⑤角质层：较厚，细胞界限不清，无胞核，胞质呈粉红色，可见成行的汗腺导管的断面。

（2）真皮：重点观察汗腺。①分泌部：多成群存在于真皮深部或皮下组织，腺腔由矮柱状细胞围成，细胞染色较浅，核圆，位于细胞基底部。②导管部：由2层立方形细胞围成，胞质嗜碱性，着色较深。

（二）头皮（有毛皮）

取材：人头皮。

染色：HE。

1. 肉眼观察　染色较深的为表皮，较薄；染色较浅的为真皮，其内可见毛根。

2. 低倍镜观察

（1）表皮：角化的复层扁平上皮。

（2）真皮：与无毛皮类似，可见皮肤附属器，如毛发、皮脂腺、汗腺、竖毛肌。

【思考题】

1. 皮肤由_____和_____构成，前者由外向内可分成_____、_____、_____、_____、_____5层。

2. 真皮的乳头层含有丰富的_____和_____，同时还有感受触觉的_____。

实验二十八　乳　　腺

【实验目的与要求】

1. 掌握静止期乳腺的光镜结构。
2. 熟悉活动期乳腺的光镜结构。

【实验内容】

(一) 静止期乳腺

取材：乳腺。

染色：HE。

1. **肉眼观察**　标本为粉红色。

2. **低倍镜观察**　大部分为结缔组织，胶原纤维粗大，其中可见血管的断面和脂肪细胞。乳腺小叶较分散，由腺泡、导管和较多的结缔组织组成，但腺泡和导管不易区分。导管管腔较大，而腺泡则是腔小或没有腔的一团细胞。

(二) 活动期乳腺

取材：乳腺。

染色：HE。

1. **肉眼观察**　标本染色浅，可见许多空泡状结构。

2. **低倍镜观察**　小叶间结缔组织较少，小叶内腺泡较多，腺泡腔内可见染成紫红色的乳汁。在小叶间有较大的导管。

3. **高倍镜观察**

(1) 单层柱状上皮，核呈椭圆形，近游离端胞质内常出现空泡。上皮细胞与基膜之间有肌上皮细胞。

(2) 小叶间导管：管腔比腺泡腔大，管壁由 1~2 层上皮细胞组成，腔内也可见染成紫红色的乳汁。

【思考题】

1. 乳房的结构包括哪些？
2. 活动期乳腺，在高倍镜下可观察到什么？

第十六章

免 疫 系 统

实验二十九　免疫系统

【实验目的与要求】

1. 掌握胸腺、淋巴结的微细结构。
2. 熟悉脾的光镜结构。
3. 了解腭扁桃体的微细结构。

【实验内容】

（一）胸腺

取材：小儿胸腺。

染色：HE。

1. 肉眼观察　标本稍隆起一侧的表面为被膜，呈浅红色，伸入胸腺内形成小叶间隔，将实质分成许多小叶。小叶的周边部为皮质，着深蓝紫色，中央着色较浅为髓质。

2. 低倍镜观察

（1）被膜：薄层结缔组织。

（2）胸腺小叶：小叶周边为皮质，着深蓝色，中央染色浅区域为髓质，相邻小叶髓质深部相互连续。

3. 高倍镜观察

（1）皮质：有密集的淋巴细胞和少量的胸腺上皮细胞组成。淋巴细胞较小，核圆而染色深；胸腺上皮细胞核大、着色浅，核仁明显。

（2）髓质：胸腺上皮细胞多而分布密集，淋巴细胞较少而分布稀疏，故髓质染色浅淡。

（二）淋巴结

取材：狗淋巴结。

染色：HE。

1. **肉眼观察** 淋巴结为实质性器官，纵切面呈椭圆形，表面染色较深的为被膜，被膜深层为皮质，着深蓝色；中央部分着色浅，为髓质。

2. **低倍镜观察**

（1）被膜和小梁：被膜为薄层致密结缔组织，深入实质形成小梁，着红色，内有血管。

（2）皮质：位于实质表层，分三个部分。①浅层皮质：位于被膜内侧，有圆形或椭圆形的淋巴小结构成。小结的周围部着色较深，中央部着色较浅，称为生发中心。②副皮质区：位于皮质深层成片的弥散淋巴组织，边界不清。③皮质淋巴窦：位于被膜与淋巴组织之间、小梁与淋巴组织之间。窦较窄小，结构疏松，着色浅。

（3）髓质：皮质深层，与皮质分界不清。①髓索：由相互连接成索状的淋巴组织构成，粗细不等。②髓窦：位于髓索之间、髓索与小梁之间。染色较浅，窦腔较大。

3. **高倍镜观察**

（1）被膜：由致密结缔组织所构成，凸侧被膜可见输入淋巴管；淋巴结门处可见输出淋巴管。

（2）皮质：①淋巴小结：顶部周围为小淋巴细胞，胞核较小，染色较深，称为小结帽。生发中心分为明区和暗区。明区位于小结帽内侧，染色淡主要由网状细胞、巨噬细胞和中淋巴细胞等组成；暗区位于明区内侧，染色较深，由大淋巴细胞组成。②副皮质区：主要由小淋巴细胞组成。

（3）髓质：髓窦的窦壁由扁平的细胞围成，核扁，胞质较少，窦内的星状细胞有较多突起并相互连接；巨噬细胞较大，呈卵圆形或不规则形。

（三）脾脏

取材：猴脾脏。

染色：HE。

1. 肉眼观察　红髓呈粉红色，占大部分，白髓分散于其中，呈条索状结构和圆形结构，着色为深蓝色。

2. 低倍镜观察

（1）被膜和小梁：为较厚的致密结缔组织，被膜深入实质形成小梁。

（2）白髓：深蓝色，有密集的淋巴组织构成，散在分布，呈圆形或椭圆形。

（3）红髓：分布于白髓之间，包括脾索和脾窦。脾索着红色，呈条索状，脾索之间为脾窦，是有内皮组成的狭窄腔隙。

（4）边缘区：白髓和红髓交界处，淋巴细胞较为稀疏。

3. 高倍镜观察

（1）被膜和小梁：被膜为较厚的致密结缔组织，内含弹性纤维和平滑肌纤维。实质中有小梁的各种断面。

（2）白髓：①动脉周围淋巴鞘：是围绕中央动脉周围的弥散淋巴组织，中央动脉管壁的内膜有内皮和内弹性膜。中膜有1~2层平滑肌环绕。淋巴组织以小淋巴细胞为主。②脾小结：为脾内淋巴小结，位于动脉周围淋巴鞘的一侧，常有生发中心。

（3）红髓：①脾窦：为不规则的腔隙，窦壁内皮细胞附于脾索，呈长杆状，可见其各种断面，窦腔内有血细胞。②脾索：位于脾窦之间，呈不规则条索状。主要由索状淋巴组织构成，内含各种血细胞、巨噬细胞等。

【思考题】

1. 淋巴组织是以＿＿＿＿＿为支架，其内含有大量的＿＿＿＿＿及其他＿＿＿＿＿细胞；可分为＿＿＿＿＿和＿＿＿＿＿两种形式。

2. 胸腺的实质分为＿＿＿＿＿和＿＿＿＿＿，主要由＿＿＿＿＿和＿＿＿＿＿细胞构成，后者最终分化形成＿＿＿＿＿＿，出胸腺；胸腺的功能是＿＿＿＿＿、＿＿＿＿＿。

第十七章

内分泌系统

实验三十   内 分 泌 系 统

【实验目的与要求】

1. 掌握甲状腺、肾上腺及垂体的形态结构、位置及分泌的激素；垂体远侧部各种细胞和神经部的光镜结构；甲状腺和肾上腺的光镜结构。

2. 熟悉甲状旁腺的形态结构、位置及分泌的激素。

3. 了解松果体的形态结构及分泌的激素。

【实验内容】

(一) 大体形态结构

1. 垂体   位于颅中窝蝶骨体的垂体窝内，借漏斗连于下丘脑。垂体呈椭圆形，灰红色，长约 1cm，宽 1~1.5cm，高约 0.5cm，重 0.6~0.7g，表面包有结缔组织被膜。垂体由腺垂体和神经垂体两部分组成。腺垂体包括远侧部、结节部和中间部，神经垂体包括神经部和漏斗部。其中远侧部和结节部称前叶，中间部和神经部称后叶。

2. 甲状腺   位于喉下部、气管上部的两侧和前面，舌骨下肌群的深面。略呈 H 形，由左、右两个侧叶和中间的甲状腺峡组成。甲状腺侧叶呈锥体形，贴于喉和气管上段的侧面，上端可达甲状腺骨中部，下端可达第 5 气管或第 6 气管软骨高度。甲状腺峡连接两侧叶，位于第 2~4 气管软骨的前面，临床急救进行气管切开时，要尽量避开甲状腺峡。约有 2/3 的人由峡向上伸出一个锥状叶，长短不一。成人甲状腺平均重 20~40g，呈棕红色。外面有甲状腺被囊，是由薄层结缔组织形成的纤维囊，囊外包有颈筋膜中层形成的腺鞘，又称被囊，将甲状腺固定在喉和气管壁上，因此吞咽时甲状腺可随喉上、下移动。

3. 甲状旁腺　呈扁椭圆形，棕黄色，大如黄豆，每个重 30~50mg，位于甲状腺侧叶背面的甲状腺被囊之外，上下各一对。少数人的甲状旁腺埋在甲状腺内，上对甲状旁腺位于甲状腺侧叶后缘中部附近处，位置比较恒定；下对甲状旁腺则在甲状腺下动脉的附近，位置变异较大。

4. 肾上腺　位于腹膜后隙内，附于肾上端的内上方，左、右各一个，左肾上腺呈半月形，右肾上腺呈三角形，左侧比右侧略大。肾上腺大小和重量随年龄和功能状态不同而变化，平均每个重约 7g，呈灰黄色。肾上腺实质可分为皮质和髓质两部分。肾上腺和肾一起包在肾筋膜内，但其有独立的纤维囊和脂肪囊，故不会随下垂的肾下降。

（二）光镜结构

【实验目的与要求】

1. 掌握肾上腺、脑垂体的光镜结构。
2. 熟悉甲状腺的微细结构。
3. 了解甲状旁腺的微细结构。

【实验内容】

（一）脑垂体

取材：人的脑垂体。

染色：HE。

1. 肉眼观察　标本为椭圆形，染色区域为远侧部，占脑垂体的大部分；染色浅的为神经部。两者之间有狭窄部分为中间部。此标本上结节部和漏斗部看不见。

2. 低倍镜观察　外有薄层结缔组织被膜，分辨远侧部、神经部和中间部的位置。

（1）远侧部：腺细胞密集排列成团索状，其间有丰富的血窦和少量的结缔组织，细胞的形态和染色不同。

（2）神经部：染色浅的部分，细胞成分较少。主要是无髓神经纤维。

（3）中间部：位于远侧部与神经部交界区域。特点是腺细胞排列成大小不同的滤泡，滤泡腔内含有红色或蓝色胶质。

3. 高倍镜观察

（1）远侧部：根据胞质的染色，分为三种腺细胞。①嗜酸性细胞：数量较多，多分布于后外侧部。胞体较大，呈圆形或多边形，细胞界限明显，胞质呈嗜酸性。核圆染浅紫色。②嗜碱性细胞：数量较少，多分布在中心或头侧，细胞较大，呈圆形或多边形，细胞界限不清楚，胞质呈嗜碱性。核源染色浅。③嫌色细胞：数量最多，细胞最小，呈圆形或多边形，由于胞质少且染色很浅，故细胞界限不明显。

（2）神经部：主要是有大量浅紫色的无髓神经纤维（思考：是什么神经元的轴突）；其间神经胶质细胞（垂体细胞）散在，胞质不易看见，一般只见卵圆形的核；有的胞质内含黄色或棕黄色的色素颗粒；还可见大小不一、圆形或椭圆形浅红色的均质状小块，即赫令体（思考：赫令体的实质是什么）；有丰富的血窦。

（3）中间部：由单层立方形细胞围成滤泡，腔内有红色或灰蓝色的胶质。滤泡周围有嫌色细胞和嗜碱性细胞。

（二）甲状腺

取材：沟的甲状腺。

染色：HE。

1. 肉眼观察　标本包括两个腺体。甲状腺占大部分，染成粉红色。位于甲状腺的边缘，染成蓝紫色的卵圆形小块为甲状旁腺。

2. 低倍镜观察

（1）被膜：薄层粉红色结缔组织，包在腺体的表面。

（2）实质：有许多大小不同的滤泡。滤泡壁为单层上皮细胞，腔内充满红色均状胶质。滤泡之间有少量结缔组织和丰富的毛细血管。

3. 高倍镜观察

（1）滤泡：由单层立方上皮或低柱状上皮围成，细胞的高低随功能状况不同而异。核圆，胞质着色较浅。滤泡腔内充满红色的胶质，是一种碘化的甲状腺球蛋白。其周边可见圆形或半圆形空泡。

（2）滤泡旁细胞：位于滤泡壁上皮之间或滤泡之间。体积较大，呈圆形，胞质染色浅。

（三）肾上腺

取材：动物肾上腺。

染色：HE。

1. 肉眼观察　肾上腺切面呈三角形或半月形，周围着色深的部分为皮质，中央着色浅的部分为髓质。

2. 低倍镜观察　辨认皮质的三个带。

（1）被膜：位于表面，由结缔组织组成。染浅红色。

（2）皮质：由于细胞排列不同，由外向内分为三带。三带之间无明显界限。①球状带：位于被膜下，较薄，腺细胞排列成团，着色深。②束状带：位于球状带的下方，最厚，腺细胞排列成单行或双行的条索状，着色浅。胞质呈泡沫状。③网状带：位于束状带下方，着色较深，腺细胞排列成条索状且相互吻合成网。

（3）髓质：位于中央，较薄，与网状带分界常不整齐。髓质细胞被染成黄褐色，故又称嗜铬细胞。细胞排列成索或团状，并相互连接成网，还有管腔较大的中央静脉或其属支。偶尔可见胞体较大的交感神经节细胞。

3. 高倍镜观察

（1）皮质：①球状带：细胞较小，成锥形，胞质染色较深，核小，染色深。细胞团间有血窦。②束状带：细胞较大，为多边形，胞质内含较多脂滴，脂滴在制片时溶解，故呈泡沫状，核染色较浅。细胞索间有血窦。③网状带：细胞小，呈不规则形，染色较深，细胞索吻合成网，网孔内有血窦。有些细胞核固缩，染色深。

（2）髓质：①嗜铬细胞：较大，成多边形，内含有黄褐色的嗜铬颗粒，核圆，染色浅，细胞索或团之间有血窦。②交感神经节细胞：有的切片可见胞体大，核圆，核仁明显的多极神经元，数量少，单个或2~3个成群散在于髓质中。③中央静脉：管腔大，不规则，管壁厚薄不匀。

（四）甲状旁腺

取材：狗的甲状旁腺。

染色：HE。

1. **肉眼观察**　甲状腺边缘一蓝紫色的卵圆形小块。

2. **低倍镜观察**

（1）被膜：由薄层粉红色结缔组织组成。

（2）实质：腺细胞密集排列成索或团状，其间有少量结缔组织和丰富的毛细血管。

3. **高倍镜观察**

（1）主细胞：数量多。细胞呈多边形或圆形，细胞界限不清楚。胞质着色浅，核圆，位于中央。

（2）嗜酸性细胞：数量少，单个或成群分布于主细胞之间，胞体较大，胞质嗜酸性，核小且染色深。

【思考题】

1. 甲状腺实质内的主要结构是_____，腔内成分是_____，甲状腺激素的功能是_____、_____、_____。

2. 肾上腺的实质分成_____和_____，前者可分成_____、_____和_____三部分，依次分泌_____、_____和_____激素。

第十八章

视　　器

实验三十一　视　　器

【实验目的与要求】

1. 掌握眼球壁各层的名称、位置、分部及主要形态结构。

2. 熟悉房水、晶状体、玻璃体的位置和形态结构；眼底的形态结构；结膜的位置与分部。

3. 了解眼睑、泪器、眼球外肌和眼血管的位置和形态。

【实验内容】

1. 眼球　使用水平切或冠状切牛眼和模型，并对照活体观察以下结构。

（1）眼球壁：由外向内可分为3层。

1）眼球纤维膜可分为角膜和巩膜两部分。①角膜：为眼球纤维膜的前1/6，无色透明，约呈圆形，向前突出。②巩膜：占眼球纤维膜的后5/6，呈乳白色。活体上看到的"白眼珠"就是巩膜的一部分。巩膜厚而坚韧，后部有视神经穿出。

2）眼球血管膜：在眼球纤维膜内面，此膜由于含大量色素细胞，在标本上颜色较深。从前向后可分为虹膜、睫状体和脉络膜三部分。①虹膜：为眼球血管膜的最前部，国人呈棕色，中央有一圆形的瞳孔。在活体上通过角膜可见。虹膜与角膜周缘形成的夹角，称虹膜角膜角隙。②睫状体：是眼球血管膜环形增厚的部分，在虹膜的后方。③脉络膜：占眼球血管膜的后方大部，

笔记栏

贴于巩膜内面。

3）视网膜：为眼球壁最内层的薄膜，可分两层，易于剥脱下来的为神经层，紧密贴在中膜内面者为色素上皮层。在视网膜后部的视神经起始处，有一圆盘状的结构，称视神经盘。在视神经盘的外侧，有一带黄色的斑点，称黄斑。

（2）眼球内容物：包括房水、晶状体和玻璃体。①晶状体：位于虹膜和玻璃体之间，外形像一个双凸透镜，解剖牛眼时可见。②玻璃体：充填于晶状体后面的眼球内，为无色透明的胶状物质。解剖牛眼时可见。

2. 眼副器 眼副器包括眼睑、结膜、泪器和眼球外肌等结构，在标本或活体上观察。在标本上观察，泪腺位于眶前部上外方。

【实验教具】

1. 猪眼、牛眼（已解剖的和未解剖的）。
2. 示眼睑、泪器、眼肌、眼的血管标本。
3. 去眶上壁的颅骨。
4. 眼球模型。

【思考题】

1. 光线要投射到视网膜上必须经过哪些折光装置？
2. 滴入眼眶的眼药水是如何进入口腔内的？

第十九章

前庭蜗器

实验三十二　前庭蜗器

【实验目的与要求】

1. 掌握前庭蜗器的组成和分部；鼓膜的位置、形态与分部；三块听小骨的名称及连接；内耳迷路的组成、分部及主要形态结构。

2. 熟悉耳郭的外形、中耳的位置。

3. 了解鼓室六壁及毗邻；咽鼓管位置与功能，小儿咽鼓管形态特点。

【实验内容】

1. 外耳　外耳包括耳郭、外耳道和鼓膜3部分。

（1）耳郭：在人体上对照教材及插图互相观察。

（2）外耳道：结合模型观察，外耳道是外耳门至鼓膜之间长约2.5cm的弯曲管道。

（3）鼓膜：在模型和湿标本上观察，可见鼓膜位置倾斜，与水平面呈45°角，鼓膜可分为上1/4的松弛部和下3/4的紧张部。松弛部活体呈红色。紧张部活体呈灰白色，其前下方有一三角形反光区，称光锥。鼓膜凸面对向鼓室，与锤骨柄紧密附着，凹面对向外耳道，凹面中心为鼓膜脐。

2. 中耳　中耳包括鼓室、咽鼓管、乳突小房3部分。在模型及锯开的颞骨标本上对照观察或示教，注意它们的解剖位置。

（1）鼓室：是颞骨岩部内的一个形状不规则的含气腔隙。室壁覆有黏膜，此黏膜与咽鼓管及乳突小房内的黏膜相续。

1) 鼓室的 6 个壁：主要示教内、外侧壁。①外侧壁：又称鼓膜壁，以鼓膜与外耳道相隔。②内侧壁：又称迷路壁，即内耳外侧壁，此壁凹凸不平，中部有圆形隆起，名岬。鼓岬的后上方有卵圆形孔，名前庭窗，被镫骨底封闭。岬的后下方有圆形小孔，名蜗窗。在活体上有膜封闭，称为第二鼓膜。

2) 鼓室内容物：主要为听小骨。三块听小骨分别称锤骨、砧骨和镫骨，在游离标本上观察三骨的形态大小，在模型上观察三块听小骨的连结。

(2) 咽鼓管：对照模型观察，咽鼓管为沟通中耳鼓室和鼻咽部的管道。

(3) 乳突小房：颞骨乳突内的许多含气小腔，在锯开的颞骨标本上观察，可见这些小腔互相交通，向前经乳突窦与鼓室相通。

3. 内耳　内耳埋藏在颞骨岩部骨质内。由骨迷路和膜迷路构成。

(1) 骨迷路：在模型和显示内耳的标本上观察，可见骨迷路是颞骨岩部骨质中曲折的隧道。按形态、部位可分骨半规管、前庭和耳蜗 3 部分。①骨半规管：为三个半环形的小管，分别称前骨半规管、后骨半规管和外骨半规管。三个半规管互相垂直排列在三个平面上。三个骨半规管以五个脚与前庭相通。②前庭：为骨迷路中部较大的椭圆形结构，外侧壁有前庭窗和蜗窗。③耳蜗：形如蜗牛壳，由一骨性蜗螺旋管环绕蜗轴（耳蜗中心的骨轴）旋转两圈半构成，蜗壳的尖端称蜗顶，朝向前外方，基底部称蜗底，有蜗神经穿出。

(2) 膜迷路：是套在骨迷路内的膜性管和囊，可分为椭圆囊、球囊、膜半规管和蜗管。观察位置、分部及连通关系。

【实验教具】

1. 示外耳与中耳标本（锯开）。

2. 内耳特制标本。

3. 听小骨标本。

4. 耳模型。

5. 颞骨与鼓室模型。

【思考题】

1. 鼓室内压力与外界环境的压力有什么样的关系？

2. 声音是如何通过空气传入内耳，被我们感知到的？

第二十章

中枢神经系统

实验三十三　中枢神经系统的大体系统结构

一、脊　髓

【实验目的与要求】

1. 掌握脊髓的位置、外形及脊髓节段与椎骨的对应关系；灰质主要核团的位置、功能；薄束、楔束、脊髓丘脑束、皮质脊髓束的位置、起止和功能。

2. 熟悉脊髓的灰、白质的配布形式及各部名称；脊髓灰质细胞构筑分层概念。

3. 了解脊髓小脑前、后束、红核脊髓束、前庭脊髓束、顶盖脊髓束、内侧纵束和脊髓固有束的位置和功能；脊髓的功能及脊髓损伤后的症状。

【实验内容】

（一）脊髓的位置和外形

1. 取保留椎管、显示脊髓的标本，结合腰椎解剖模型可见脊髓位于椎管内，上端平枕骨大孔处与延髓相连，下端在成人平第 1 腰椎体下缘。

2. 取游离脊髓标本观察，脊髓有两个膨大，上方为颈膨大，下方为腰骶膨大。脊髓末端变细为脊髓圆锥，向下续为终丝。脊髓表面可见 6 条纵形的沟：前正中裂、后正中沟、一对前外侧沟、一对后外侧沟。脊髓自前外侧沟依次穿出 31 对脊神经前根，后外侧沟依次穿入 31 对脊神经后根。脊神经经相应的椎间孔离开椎管。腰、骶、尾部的脊神经前后根在椎管内下行到达相应的椎间孔，在脊髓下方围绕终丝形成马尾。

3. 取保留脊神经根的游离脊髓标本，可见每条脊神经的后根上有一个脊神经节。脊髓可分为 31 个节段：8 个颈节（$C_{1~8}$）、12 个胸节（$T_{1~12}$）、5 个腰节（$L_{1~5}$）、5 个骶节（$S_{1~5}$）和 1 个尾节（C_0）。

4. 成人脊髓与脊柱的长度并不相等，脊髓的节段与相应的椎骨也不完全对应。

（二）脊髓的内部结构

取一段脊髓作水平切面，结合脊髓横断面放大模型观察：脊髓正中有中央管，中央管纵贯脊髓全长，管内含脑脊液，向上通第四脑室，向下在脊髓圆锥内扩大形成终室。围绕中央管的周围可见 H 形或蝶形的灰质，颜色较深（在新鲜标本上颜色灰暗）。每侧灰质可分为前部扩大的前角、后部狭细的后角和前、后角之间的中间带，在胸髓和上部腰髓还可见向外伸出的侧角（在纵切面上灰质纵贯成柱）。白质位于灰质的外面，颜色较浅（新鲜标本上颜色发亮）。白质可分为三个索，后外侧沟与后正中沟之间为后索。在灰质后角基部外侧与白质之间有灰、白质混合形成的网状结构。

1. 灰质　脊髓灰质是各种不同大小、形态和功能的神经元胞体、神经胶质和血管等的复合体，其中大多数神经细胞体往往集聚成群或成层，称神经核或板层。

（1）前角：也称前柱，主要由运动神经元组成，分为内、外两侧群：内侧群支配躯干肌，外侧群支配四肢肌。也可根据形态和功能分为支配骨骼肌运动的大型运动神经元和调节肌张力的小型运动神经元。

（2）后角：也称后柱，主要由中间神经元组成，接受后根传入纤维。由后角基部向后角尖依次可分为胸核、后角固有核、胶状质和缘层 4 群核团，其中胸核位于后角基部内侧。

（3）侧角：也称侧柱，由中、小型细胞组成，仅见于 $T_1 \sim L_3$ 脊髓节段，是交感神经的低级中枢。

（4）板层：灰质的细胞构筑从后角尖到前角分为 10 个板层。Ⅰ层相当于后角缘层，Ⅱ层相当于胶状质，Ⅲ~Ⅳ层相当于后角固有核，Ⅴ~Ⅵ层位于后角基部，Ⅶ层相当于中间带，Ⅷ层位于前角基部，Ⅸ层相当于前角运动神经元，Ⅹ层在脊髓中央管周围。

2. 白质　脊髓白质位于脊髓灰质的周围，主要由许多纵形排列的纤维束组成。这些纤维束可分为长的上行纤维束、下行纤维束和短的固有束。

（1）薄束和楔束：这两个束是脊神经后根内侧部的粗纤维在同侧后索的直接延续。两者均由脊神经节内的中枢突组成，第5胸节以下的纤维组成薄束，第4胸节以上的纤维组成楔束。它们在脊髓后索内上行，分别止于薄束核和楔束核。其功能是传导来自同侧躯干和四肢的本体感觉及皮肤的精细触觉。

（2）皮质脊髓束：是脊髓内最大的纤维束，起自大脑皮质运动中枢，下行至延髓椎体交叉，大部分纤维交叉至对侧形成皮质脊髓侧束，止于同侧脊髓前角运动细胞；少量未交叉纤维在同侧下行为皮质脊髓前束，大部分经白质前连合交叉终于对侧的前角细胞，部分纤维始终不交叉止于同侧前角；另有少量不交叉的纤维沿同侧侧束下行为 Barne 前外侧束，大部分终于颈髓前角，小部分可达腰、骶髓前角。皮质脊髓束的功能是支配躯干与四肢骨骼肌运动，特别是肢体远端的灵巧运动。

【实验教具】

1. 保留脊神经根，显示中枢神经系统组成的标本。

2. 保留椎管，显示脊髓在椎管内位置的标本。

3. 游离脊髓，硬脊膜作前正中矢状切开，保留脊神经前、后根的标本。

4. 脑连脊髓标本。

5. 脊髓横断面放大模型。

6. 脊髓和脊神经模型（示脊髓三层被膜）。

7. 脊髓与椎骨关系模型（示椎骨与脊髓、马尾、终丝、脊髓被膜等）。

8. 腰椎的解剖模型（示腰椎、骶骨与脊髓、马尾、终丝、脊髓被膜等）。

9. 脊髓的白质固有束和髌腱反射示意图。

10. 脊髓的外形、被膜和断面。

11. 脊髓的灰质、节段和马尾。

12. 脊髓颈段横切面和细胞构筑分层。

【思考题】

1. 试述脊髓的位置、外形。
2. 脊髓灰质的功能区域是如何划分的?

二、脑　　干

【实验目的与要求】

1. 掌握脑干的组成及其位置；脑干外形主要结构与内部结构的关系及其主要特点；第四脑室的位置、构成及交通，第四脑室脉络丛的组成和功能；各主要上、下行纤维束（内侧丘系、脊髓丘脑束、外侧丘系、三叉丘系、椎体束）在脑干各部的位置。

2. 熟悉脑干3个典型横切面（平下橄榄核、面神经丘、上丘）灰白质的配布。

3. 了解脑干内部结构概况；非脑神经核的名称、位置；脑干网状结构的概念及位置；各主要上、下行纤维束（内侧丘系、脊髓丘脑束、外侧丘系、三叉丘系、椎体束）的走行情况。

【实验内容】

脑干由中脑、脑桥和延髓组成。

1. 脑干的外形

（1）脑干的腹侧面：取保留脑神经根的脑干标本观察，可见延髓位于脑干的最下部，上部略膨大，借延髓脑桥沟与脑桥分隔；下部较细，通过枕骨大孔与脊髓相连续。延髓腹侧面正中线上有前正中裂，裂的两侧有前外侧沟，均与脊髓同名裂沟续连。在延髓腹侧面上部，前正中裂两侧与前外侧沟之间有椎体。在椎体下端可见到左、右侧的纤维在正中裂深部相互交叉，称椎体交叉。在前外侧沟的后外侧有橄榄，橄榄深面有下橄榄核。在椎体与橄榄间可见有舌下神经的根丝由前外侧沟出脑。在橄榄后外侧由上而下依次是舌咽神经、迷走神经和副神经的根丝，观察三者根丝往往难以区分。脑桥腹侧面的中线处有一纵行的基底沟，沟内有基底动脉通过。基底沟两侧明显膨胀，为脑桥基底部，其向背侧移行为小脑中脚，在移行处有三叉神经根附着。脑桥与延髓交界处的延髓脑桥沟自内侧向外侧依次可见展神经、面神经、前庭蜗神经 3 对脑神经根出入脑，前庭蜗神经连脑处恰位于脑桥与小脑交角处，临床上常称此处为脑桥小脑三角。中脑腹侧面上接间脑视束，下界为脑桥上缘，腹侧面有一对大脑脚，由大量大脑皮质发出的下行纤维构成，大脑脚间的凹陷称脚间窝，其内有动眼神经根出脑。

（2）脑干的背侧面：观察脑干标本的背侧面时可见在脑干背侧面中份有菱形窝，由延髓上半部和脑桥的背侧共同构成。菱形窝下部的延髓背侧面与脊髓的外形 S 相似，正中线上的纵行浅沟即后正中沟，后正中沟上端两侧，恰在菱形窝下角以下，有椭圆形隆起的薄束结节，薄束结节外上方有楔束结节，它们的深面分别为薄束核与楔束核。楔束结节外上方为粗大的小脑下脚向背侧行向小脑，它构成菱形窝下外侧界的主要部分，由进入小脑的纤维组成。脊髓中央管向上延伸，在延髓、脑桥和小脑之间扩大成为第四脑室，菱形窝为第四脑室的底，窝的下外侧界小脑下脚、楔束结节和薄束结节，窝的两上外侧界小脑上脚，主要由联系小脑和中脑的纤维束构成，两侧小脑上脚之间的薄白质板称前髓帆，它构成第四脑室顶的前部。菱形窝在正中线上有一正中沟，沟外侧有内侧隆起，其外侧有与正中沟大致平行的界沟。其上端有一颜色发蓝黑的区域称蓝斑，界沟外侧直到菱形窝外侧角的三角区称前庭区，其深面为前庭神经核群。前庭区外侧角处有一隆起，称听结节，内含蜗背侧核。自菱形窝两侧角可见数条横行或斜行走向内侧抵达正中沟的髓纹，是延髓和脑桥在背侧面的分界线；内侧隆起在髓纹下方，紧靠正中线处有尖端向下的舌下神经三角，内含舌下神经核；此三角后外侧的小三角区域为迷走神经三角，内有迷走神经背核。内侧隆起的髓纹上方的小隆起称面神经丘，其深面有展神经核和面神经膝。菱形窝上角上方，中脑背侧面有上下两对圆形隆起，分别为上丘和下丘。前者是皮质下视觉反射中枢，后者是皮质下听觉反射中枢。连接上丘与外侧膝状体的长条状隆起称上丘臂，连接下丘与内侧膝状体的长条状隆起称下丘臂。下丘下方前髓帆可见滑车神经根出脑。

（3）第四脑室：取脑正中矢状面观察。可见第四脑室位居脑桥、延髓和小脑之间，底朝前下由菱形窝构成。第四脑室顶形似帐篷，尖顶向后上指向小脑，其前上部主要由前髓帆构成，后下部主要是第四脑室脉络组织构成，在此部有第四脑室正中孔通至蛛网膜下隙（在标本上往往难以看到）。第四脑室上角通连中脑水管，下角通脊髓中央管，外侧角向外侧延伸越小脑下角上部转向腹侧形成外侧隐窝，隐窝尖端的开口称为第四脑室外侧孔，亦通蛛网膜下隙。

2. 脑干内部结构　脑干与脊髓一样，也是由灰质和白质构成，但其结构远为复杂。脑干的灰质不是连续的纵柱，而是分离成团块或短柱，称为神经核。脑干的白质主要由纵行的纤维束构成。此外，在脑干内还有网状结构。

（1）脑干的神经核：分为两种。一种是与第 3~12 对脑神经相连的脑神经核；另一种是非脑神经核。脑神经核分为运动核和感觉核。运动核又分为躯体运动核和内脏运动核，分别相当于脊髓灰质的前柱和侧柱。感觉核相当于脊髓灰质的后柱，又分为内脏感觉核和躯体感觉核。这四类核都位于脑干的背侧部内，其中躯体运动核在最内侧，向外依次为内脏运动核、内脏感觉核和躯体感觉核，大致相当脊髓两半灰质各以前柱为轴外转 90°。

1）躯体运动核：其轴突组成脑神经中的躯体运动纤维，支配头颈部的骨骼肌，管理随意运动。其重要者，在中脑内有动眼神经核。脑桥内有三叉神经运动核和面神经核。延髓内有疑核和舌下神经核。

2）内脏运动核：脑干的内脏运动皆属副交感核，其轴突组成脑神经中内脏运动副交感纤维，支配平滑肌、心肌和腺体的活动。其重要者，在中脑内有动眼神经副核，延髓内有迷走神经背核。

3）内脏感觉核：为孤束核，在延髓内接受脑神经中的内脏感觉纤维。孤束核的头端接受味觉。

4）躯体感觉核：接受脑神经中的躯体感觉纤维。其重要者有三叉神经脑桥核和三叉神经脊束核。前者在脑桥内，后者由脑桥延入延髓内。由脑神经感觉核发出纤维向上将冲动传至高级中枢，还可与两类运动核联系，形成脑干的反射弧。

（2）脑干的纤维束：主要者如下。

1）锥体束：是自大脑皮质发出支配骨骼肌随意运动的传导束。包括两部分纤维，一部分纤维在脑干下行中陆续直接或间接止于脑神经运动核；另一部分纤维通过脑干下降到脊髓，直接或间接止于脊髓前角细胞。锥体束在延髓上部形成锥体。在锥体下端，其大部分纤维互相交叉（锥体交叉）到脊髓外侧索，小部分纤维不交叉延入脊髓前索内。

2）内侧丘系：由薄束核和楔束核发出的纤维在中央管前方左右互相交

叉，称为内侧丘系交叉。交叉后的纤维折向上行，组成内侧丘系，先走在正中线两旁，继而偏向外侧贯穿脑干到背侧丘脑。

3）脊髓丘脑束：也称脊髓丘系，包括脊髓丘脑前、侧两束。由脊髓向上，至延髓两束合并走在内侧丘系背外侧，经过脑干各部，上行到背侧丘脑。

4）三叉丘系：发自对侧的三叉神经脑桥核和脊束核，在脊髓丘脑束内侧并行大背侧丘脑。

【实验教具】

1. 正中矢状面、横断面、冠状断面脑标本。
2. 完整脑标本。
3. 脑干模型。
4. 显示脑干内部结构的模型。
5. 保留脑神经根的脑干标本。

【思考题】

3. 试述脑干的位置和组成。
4. 试述脑干内部灰质团块的功能划分。

三、小脑、间脑

【实验目的与要求】

1. 掌握间脑的位置和分部；背侧丘脑的位置和主要核团；第三脑室的位置和连通。
2. 熟悉小脑的位置及分部；小脑扁桃体的位置及与临床的意义。
3. 了解小脑的分叶、功能；下丘脑的位置和主要核团。

【实验内容】

1. 小脑的位置和外形　在颅后窝内，离体的标本上观察，上面较平坦，下面凸隆，但下面中间部凹陷，容纳延髓。小脑的中间部很窄，卷曲如环，称为小脑蚓。两侧部膨大，称为小脑半球。小脑半球下面靠近小脑蚓的椭圆形隆起部分，称为小脑扁桃体。小脑扁桃体靠近枕骨大孔，颅内压增高时，小脑扁桃体可被挤入枕骨大孔内，压迫延髓而危及生命。临床称为小脑扁桃体疝或枕骨大孔疝。

2. 小脑的内部结构　取小脑水平切面标本观察，小脑的表层为灰质，称为小脑皮质，内部为白质，称为小脑髓质。白质内埋有几对灰质块称为中央核。其中最大者为齿状核。

3. 间脑　取间脑、脑干的标本、模型观察，位于中脑的前上方，除腹面一部分露于表面之外，其他部分全被大脑半球掩盖。间脑的外侧壁与半球愈合。间球中间有一矢状的裂隙，叫第三脑室。它向下通中脑水管，在上方的两侧经室间孔通大脑半球内的侧脑室。间脑主要分为背侧丘脑、后丘脑和下丘脑三部，每部内含许多核团。

4. 背侧丘脑　通过模型观察，是一对卵圆形的灰质团块。内侧面作成第三脑室侧壁一部分；外侧紧贴大脑半球的内囊；前下方邻接下丘脑，两者间借第三脑室侧壁上的下丘脑沟为界。

5. 后丘脑　在模型上，包括两对小隆起，在每侧背侧丘脑后端的外下方，分别叫内侧膝状体和外侧膝状体。内侧膝状体接受听觉纤维，外侧膝状体接受视束纤维。因此，内、外侧膝状体分别是听觉、视觉的传导中继站内、外侧膝状体发出纤维分别放射到大脑颞、枕叶皮质。

6. 下丘脑　从脑底面看，下丘脑在视交叉、视束与大脑脚之间。视交叉后方，有单一的细蒂，称为漏斗，其下端连垂体。后者是重要的内分泌腺。

【实验教具】

1. 完整的小脑标本。
2. 小脑的横切面标本。
3. 带间脑的脑干模型。

【思考题】

5. 试述小脑的位置和组成。
6. 试述间脑的位置和组成。

四、端　脑

【实验目的与要求】

1. 掌握大脑半球的主要沟裂、脑回等结构和分叶情况，侧脑室的位置、分部；基底核的位置、分部和内囊的位置及构成纤维。

2. 熟悉大脑半球表面的运动、感觉、语言、视觉及听觉中枢等的位置。

3. 了解胼胝体的位置、功能。

【实验内容】

(一) 端脑的整体形态结构

大脑由左右大脑半球构成。人的大脑半球高度发展，它笼盖了间脑、中脑和小脑的上面。左右半球间的大脑纵裂，裂底有连接两半球的横行纤维，称为胼胝体。在大脑半球的模型或标本上观察。大脑半球表面凸凹不平，布满深浅不同的沟。沟与沟之间的隆起称为大脑回。每个半球可分上外侧面、内侧面和下面。

1. 大脑半球的分叶　每个半球以三条主要的沟为界分为五叶，即由中央沟、外侧沟和顶枕沟将其分为额叶、顶叶、枕叶、颞叶和岛叶。

2. 半球上外侧面的沟和回。

3. 半球内侧面的沟和回。

(二) 端脑的内部结构

取大脑半球的内部结构标本及大脑半球的横切面、矢状切面和冠状切面标本进行观察，每个半球表面被覆一层灰质，称为大脑皮质。皮质的深方为白质，又称大脑髓质。髓质内埋有左右对称的空腔和灰质团块。前者为侧脑室，后者为基底核。

1. 大脑皮质

(1) 大脑皮质的结构和分区：大脑皮质由无数大小不等的神经细胞和神经胶质细胞以及神经纤维所构成。人大脑皮质的表面积约为 2200 平方厘米，

1/3 露在表面，2/3 在沟的底和壁上。

（2）大脑皮质的功能定位：通过实验和临床观察，在人的大脑皮质已确定许多功能区，又称中枢。①躯体运动中枢：是随意运动的最高中枢，在中央前回和中央旁小叶前部。②躯体感觉中枢：位于中央后回及中央旁小叶的后部（1、2、3 区）。③视觉中枢：在枕叶内侧面的距状沟上下（17 区）。④听觉中枢：在外侧沟下壁上的颞横回（41、42 区）。每侧听觉中枢都接受来自两耳的听觉冲动，因此，一侧听觉中枢受损不致引起全聋。⑤运动性语言中枢：在额下回后 1/3 处（44 区），称布洛卡（Broca）回。如此中枢受损，与说话有关的肌虽未瘫痪，但丧失说话能力。临床上称为运动性失语症。语言中枢只在人脑皮质中独有，多在左侧半球上形成。

2. 基底核　基底核是埋藏在大脑白质中的灰质核团，因其位置接近脑的底面，故得此名。其中最主要者是尾状核和豆状核，两者共称纹状体。①尾状核：呈弯弓状，分头、体、尾三部。头部在背侧丘脑的前外侧，体部在背侧丘脑的背外侧，尾部向前下伸入颞叶。②豆状核：在背侧丘脑的外侧，完全包藏在白质之内。它又被白质分为内、外侧两部分。内侧部色泽较浅，称为苍白球，是纹状体中最古老的部分，称为旧纹状体。外侧部色泽较深，称为壳。豆状核壳和尾状核在进化上较新，合称新纹状体。大脑白质由大量的神经纤维组成。

3. 内囊　内囊是由上、下行纤维密集而成的白质区，位于尾状核、背侧丘脑与豆状核之间。纤维向上呈放射状联系各叶皮质，向下会聚于大脑脚。在大脑两半球的水平切面上，呈"＞＜"形。可分为内囊前脚、内囊后脚和内囊膝三部。内囊前脚位于尾状核和豆状核之间；内囊后脚在豆状核与背侧丘脑之间；前后脚相交处为内囊膝。内囊膝内通过有皮质脑干（核）束；后脚内从前向后主要有皮质脊髓束、丘脑顶叶束（丘脑皮质束）、视辐射和听辐射等。

【实验教具】

1. 保留蛛网膜及软脑膜的完整的脑标本。
2. 脑的六部分组成模型。
3. 大脑半球的各个切面的断面标本。

笔记栏

【思考题】

7. 试述端脑的位置和组成。

8. 试述内囊的组成及位置。

第二十一章

周围神经系统

实验三十四　周围神经系统的大体形态结构

一、脊神经、内脏神经

【实验目的与要求】

1. 掌握脊神经的组成；颈丛、臂丛、腰丛、骶丛的组成、位置、行程、主要分支及分布情况。

2. 熟悉脊神经各个神经丛的主要分支的分布、支配范围。

3. 了解内脏神经的结构、支配范围。

【实验内容】

1. 在显示脊神经根的模型、标本上观察脊神经前、后根及与脊髓的连接部位。

2. 在尸体上结合模型、挂图，观察脊神经的分支，观察脊神经的四个神经丛，尤其是重点观察四个神经丛所发出的几条重要分支（枕小神经、耳大神经、正中神经、尺神经、桡神经、腋神经、肌皮神经、肋间神经、髂腹下神经、髂腹股沟神经、臀上神经、臀下神经、坐骨神经等）在尸体上的行程、分布范围及支配结构。

3. 在标本上观察交感干的位置、组成，灰、白交通支、交感神经节的位置、分布。

【实验教具】

1. 带脊神经根的脊髓标本。

2. 躯干及四肢的神经分布标本、挂图。

3. 内脏神经的分支、分布标本、挂图。

4. 已经将脊神经分支、分布解剖好的尸体标本。

【思考题】

1. 脊神经形成的四大神经丛是哪些？

2. 试述颈丛的分布情况。

二、脑　神　经

【实验目的与要求】

1. 掌握 12 对脑神经与脑的连接部位、行程、分支和分布情况。

2. 熟悉单纯性运动性、感觉性脑神经的行程、分支和分布情况。

3. 了解混合性脑神经的行程、分支、分布和分布情况。

【实验内容】

1. 在颅骨上找出 12 对脑神经进出颅腔的孔、裂。

2. 在脑的标本上找到 12 对脑神经与脑连接的部位。

3. 在解剖好具有 12 对脑神经的脑部标本上观察 12 对脑神经的行程、分支和分布情况。

4. 观察 4 对混合性脑神经从脑发出后的具体行程、分支和分布情况。

【实验教具】

1. 颅骨标本，显示颅底的孔、裂。

2. 带 12 对脑神经的脑部和脑干标本、显示与脑连接部位。

3. 面部浅层解剖标本。

4. 眼眶内容物标本。

5. 头部正中矢状切标本。

6. 迷走神经走行标本。

【思考题】

3. 12 对脑神经分别是从脑的哪些部位发出的？

4. 12 对脑神经中混合性的脑神经是哪几对？

第二十二章

神经传导通路

实验三十五　神经传导通路

【实验目的与要求】

1. 掌握躯干、四肢意识性本体感觉传导通路；躯干、四肢痛觉、温觉、粗触觉传导通路和头面部痛、温觉传导通路；锥体系组成、走行、交叉和支配。

2. 熟悉视觉、听觉传导通路和瞳孔对光反射。

3. 了解锥体外系的概况。

【实验内容】

1. **本体觉传导路**　本体觉又称深感觉，包括位置觉、运动觉和震动觉，分为意识性本体觉和非意识性本体觉。

意识性本体觉传导路为传入大脑皮质而引起感知的本体觉传导路，由3级神经元组成。

第1级神经元是脊神经节细胞，其周围突至肌、腱和关节的本体觉感受器，中枢突经后根进入脊髓同侧后索中上行。其中来自第4胸节端以下的纤维在后索内形成薄束；来自第4胸节段以上的纤维在薄束的外侧形成楔束。故第4胸节段以下的后索中只有薄束，而第4胸节段以上的后索中内侧为薄束，外侧为楔束。两束向上升到延髓，分别止于薄束核和楔束核。

第2级神经元是薄束核和楔束核的细胞。它们发出纤维向前绕过中央管的腹侧，在中线上与对侧者交叉，称为内侧丘系交叉。交叉后的纤维在中线两侧上行，称为内侧丘系，经脑桥和中脑，止于背侧丘脑。

第 3 级神经元是背侧丘脑的细胞。它们发出纤维参与丘脑顶叶束内，经内囊后脚投射到中央后回的上 2/3 和中央旁小叶的后部。意识性本体觉传导路中还有传导皮肤的精细触觉的纤维。其第 1 级神经元的周围突联系皮肤的触觉感受器。

2. 痛觉、温度觉和触觉传导路　痛觉、温度觉和触觉总称浅感觉，其传导通路也由 3 级神经元组成。

（1）躯干和四肢的浅感觉传导

1）痛觉、温度觉和粗触觉传导路：第 1 级神经元是脊神经节细胞，其周围突构成脊神经内的感觉纤维，至躯干和四肢皮肤内的感受器，中枢突经后根进入脊髓上升 1~2 个节段再进入灰质后角，止于后角细胞。

第 2 级神经元是脊髓后角细胞。此细胞发出纤维，经中央管前方的白质前连合交叉到对侧。其中一部分纤维进入外侧索上行，组成脊髓丘脑侧束，传导痛、温度觉。另一部分纤维进入前索上行，组成脊髓丘脑前束，传导粗触觉。两束向上经延髓、脑桥和中脑止于背侧丘脑。

第 3 级神经是背侧丘脑细胞。它们发出纤维参与丘脑顶叶束，经内囊后脚投射到中央后回上 2/3 和中央旁小叶的后部。

2）精细触觉传导路：精细触觉是分辨皮肤上两点间距离和物体纹理粗细的感觉，也属浅感觉之列，但其传导与意识性本体觉同路，见前述。

（2）头面部的浅感觉传导路：第 1 级神经元的胞体位于三叉神经节内，其周围突经三叉神经分布于头面部皮肤和黏膜的感受器；中枢突经三叉神经根如脑桥。触觉纤维主要终止于三叉神经脑桥核；痛、温度觉纤维主要止于三叉神经脊束核。

第 2 级神经元是三叉神经脑桥核和脊束核的细胞。它们发出纤维交叉至对侧，组成三叉丘系，在脊髓丘系的内侧上升止于背侧丘脑。

第 3 级神经元是背侧丘脑细胞。它们发出纤维参与丘脑顶叶束，经内囊后脚，投射到中央后回下部。

3. 视觉传导路　视网膜内的视锥细胞和视杆细胞是感光细胞。它们感光后产生的神经冲动传至双极细胞。由双极细胞再传至神经节细胞。神经节细胞的轴突在视神经盘处集合成视神经，经视神经管入颅，过视交叉后组成视束。视神经纤维在视交叉处作不完全的交叉。来自两眼视网膜鼻侧半的纤维相互交叉，而来自颞侧半的不交叉，走在同侧。因此左侧视束含有来自两眼视网膜左侧半的纤维，右侧视束含有来自两眼视网膜右侧半的纤维。视束纤维绕过大脑脚，多数纤维终于外侧膝状体。由外侧膝状体细胞发轴突组成视辐射，经内囊后脚投射到枕叶距状沟上、下的皮质，即视觉中枢。一侧视觉中枢因接受两眼同侧半视网膜的神经冲动，从而与两眼的对侧半视野相关。

4. 运动传导路　大脑皮质对躯体运动的调节是通过锥体系和锥体外系完成的。

（1）皮质脊髓束：主要起于中央前回上 2/3 及中央旁小叶前部，全体纤维集合下行经过内囊后脚、中脑大脑脚、脑桥至延髓形成锥体。在锥体下部，大部分纤维互相交叉后下降至脊髓外侧索中，形成皮质脊髓侧束。皮质脊髓侧束在下降中陆续至同侧各节段灰质，多数纤维先止于脊髓灰质中间神经元，中继后到前角细胞；少数纤维直接止于支配肢体远端肌的前角细胞，这与人体的精巧运动有关。

（2）皮质脑干（核）束：主要起自中央前回下 1/3，经内囊膝下降至脑干中，陆续分出纤维直接或间接止于脑神经运动核。其中，面神经核下部（支配面下部表情肌）和舌神经核只接受对侧皮质脑干束支配，其余脑神经运动核，包括支配面上部表情肌的面神经核上部，均受双侧皮质脑干束支配。因此，单侧皮质脑干束受损（如内囊出血），只有对侧面下部表情肌和对侧舌肌瘫痪，而受面神经核上部支配的面上部表情肌，以及其余脑神经核支配的肌均不受影响。锥体系外控制骨骼肌活动的结构，它不是一个简单的、独立的结构，而是一个复杂的、涉及许多结构的功能系统。主要功能是调节肌张力、协调肌群的运动、维持和调整姿势、进行习惯性和节律性动作等。

【实验教具】

1. 电子传导通路模型。
2. 传导通路挂图。
3. 瞳孔对光反射示教电子模型。

【思考题】

1. 左手示指指尖的痛觉是如何传入大脑皮质的?
2. 膝关节的本体感觉是如何传入大脑皮质的?

第二十三章

脑与脊髓的被膜、血管及脑脊液循环

实验三十六　脑与脊髓的被膜、血管及脑脊液循环

【实验目的与要求】

1. 掌握脊髓和脑的三层被膜的形态结构特点，海绵窦的位置、内容和交通；脑脊液的产生和循环途径；蛛网膜下隙和硬膜外隙与临床的关联性。

2. 熟悉颈内动脉、椎动脉和基底动脉的走行、分支、分布；大脑动脉环的组成。

3. 了解脑和脊髓静脉分布特点。

【实验内容】

脑和脊髓的外面都包有三层被膜，由外向内依次为硬膜、蛛网膜和软膜。它们有保护和支持脑、脊髓的作用。

1. 硬膜　硬膜是一层坚韧的纤维膜，包被脊髓的部分称为硬脊膜，包被脑的部分称为硬脑膜。

（1）硬脊膜：包裹着脊髓。在上方附着于枕骨大孔的边缘并与硬脑膜相续。下部从第2骶椎水平向下变细，包裹终丝附着于尾骨。硬脊膜两侧与脊神经的被膜相连续。硬脊膜与椎管内面骨膜之间，有窄隙，叫硬膜外腔，其内含有静脉丛，疏松结缔组织和脂肪，脊神经根也通过此腔。临床上进行硬膜外麻醉，就是将药物注入此腔，阻滞脊神经的传导。因此腔呈负压状态，所以针刺入此腔，即有向内抽吸的现象。

（2）硬脑膜：由两层膜紧密结合而成，其外层相当于颅骨内骨膜。硬脑膜的血管和神经即行于两层之间。在某些地方，硬脑膜内层离开外层并折叠成板状突起，伸入脑的裂隙中，伸入大脑两半球之间的突起，称为大脑镰；伸入大小脑之间的突起，称为小脑幕。小脑幕前缘游离并凹成切迹，称幕切迹。幕切迹与颅骨斜坡之间有中脑。当颅内压升高时，可使颞叶内侧面的脑回（海马旁回及钩）被挤入幕切迹，形成小脑幕切迹疝，压迫大脑脚和动眼神经等产生相应的症状。硬脑膜内、外两层分离处，构成流通静脉血的硬脑膜窦。窦壁内面衬有一层内皮细胞，但壁内无平滑肌，故无收缩性，因此硬脑膜窦损伤时出血较多。重要的硬脑膜窦如下。

1）上矢状窦：不成对，在大脑镰上缘内。

2）横窦：成对，在小脑幕后缘内，位于颅骨的横沟中。左右横窦与上矢状窦后端会合于枕内隆凸处。此汇合处称为窦汇。

3）乙状窦：成对，在颅骨乙状沟内，接续横窦，向下经颅骨的颈静脉孔续于颈内静脉。

4）海绵窦：位于颅中窝在蝶骨体的两侧，左右间以数个横支相连。海绵窦内有许多小梁，如海绵窦，血液流过海绵的空隙。海绵窦前方接受眼静脉，向后注入横窦、乙状窦和颈内静脉。由于面部的静脉与眼静脉交通，眼静脉向后又通海绵窦，所以面部感染时，有可能波及海绵窦，引起海绵窦炎症和血栓形成。

2. 蛛网膜　蛛网膜位于硬膜的深面，是一层透明的薄膜，跨越脊髓和脑的沟裂。蛛网膜和软膜之间有很多小纤维束呈网状互相连结，其间的空隙，叫蛛网膜下隙，隙内流动着脑脊液。在某些地方，纤维束消失，腔隙变大，叫蛛网膜下池。其中有小脑延髓池，位于小脑与延髓之间，临床上有时做小脑延髓池穿刺。在脊髓末端与第 2 骶椎水平之间的一段蛛网膜下隙，称为终池。因终池内已无脊髓只有马尾，所以临床在此处做腰椎穿刺。脑蛛网膜在上矢状窦两旁，形成许多小的突起，突入上矢状窦内，称为蛛网膜粒。蛛网膜下隙内的脑脊液经过蛛网膜粒渗入上矢状窦内。

3. 软膜　软膜包括软脑膜和软脊膜，紧贴脑和脊髓表面，并伸入脊髓和脑的沟裂之中。在脑室壁一定部位，软膜组织及毛细血管推顶脑室壁上皮一起突入脑室腔内，形成脉络丛，此丛可以产生脑脊液。

4. 脑脊液的产生和循环　脑脊液自脉络丛产生，一般认为 95% 的脑脊液

笔记栏
. . . .

是由侧脑室脉络丛生成的，第三、四脑室脉络丛也各生成一部分。左右侧脑室脉络丛产生的脑脊液经左右室间孔流入第三脑室，与第三脑室脉络丛产生的脑脊液一起，经中脑水管入第四脑室，然后与第四脑室脉络丛产生的脑脊液一起，经第四脑室正中孔和两外侧孔流入蛛网膜下隙。脑脊液在蛛网膜下隙中即可流至脊髓周围的蛛网膜下隙，也可上流到大脑半球表面的蛛网膜下隙。最后经过蛛网膜粒渗入硬脑膜窦中。正常情况下，脑脊液的产生和吸收是平衡的。如果脑脊液循环路径受阻，便可引起脑积水和颅内压升高。脑脊液充满与脑和脊髓周围的蛛网膜下隙中，形成水垫，故有保护脑和脊髓免受外力震荡的作用。此外，脑脊液因通连脑细胞间隙而与脑细胞接触，所以，脑脊液可供应脑细胞以营养物质和运走其代谢产物。

5. 脑和脊髓的血管

（1）脑的动脉：来源于颈内动脉和椎动脉。颈内动脉供应大脑半球和间脑的各前 2/3；椎动脉供应脑干和小脑，以及大脑半球和间脑的各后 1/3。两动脉系对脑的分支可分为皮质支和中央支。皮质支主要分布于脑的皮质，也有少数支深入到皮质下面的白质，中央支穿入脑实质内，供应脑深部的白质和灰质块。颈内动脉起自颈总动脉，经颈动脉管入颅。

（2）脑的静脉：不与动脉伴行，可分浅、深两种。浅静脉位于脑的表面，收集皮质及皮质下白质的静脉血；深静脉收集大脑深部的静脉血。两种静脉均注入其附近的硬脑膜窦。

【实验教具】

1. 正中矢状切面脑的标本，显示四个脑室及脉络丛。
2. 脑脊液循环电子模型。
3. 脑脊液循环动漫示教录像。

【思考题】

1. 试述脑脊液的产生及其循环途径。
2. 硬脑膜形成的特殊结构有哪些？
3. 大脑动脉环的组成包括哪些动脉？

第二十四章

人胚早期发育

实验三十七　人胚早期发育

【实验目的与要求】

1. 掌握胚胎期发育的主要结构；掌握胎膜和胎盘的结构。
2. 熟悉蜕膜的结构。
3. 了解胎期的外形变化。

【实验内容】

(一) 受精、卵裂和胚泡

1. 受精卵　模型为受精卵，其表面有三个极体。
2. 卵裂　卵裂有一组模型显示受精卵的卵裂过程。①受精后 30 小时，受精卵卵裂成 2 个卵裂球。其中一个较大（绿色），以后分化为滋养层；另一个较小（白色），主要形成胚体部分。②继之，卵裂球继续卵裂，由于分裂速度不同，形成 3 个卵裂球。③受精后 3 天，形成一个由 12~16 个卵裂球组成的实心胚，称桑葚胚，透明带仍在。
3. 胚泡　受精后 4~5 天，桑葚胚发育为胚泡，胚泡腔内含有胚泡液。腔壁的细胞组成滋养层（绿色），滋养层内面有一群细胞团，称内细胞群（白色）。

（二）植入及二胚胎层形成

1. 植入　有一组模型显示胚泡植入子宫内膜的过程。①受精后 5~6 天，胚泡开始植入。胚泡内细胞群一侧的滋养层（极端滋养层）细胞开始破坏并侵入子宫内膜上皮。②受精后 7 天，胚泡已大部分植入子宫内膜。内细胞群分化为上胚层（蓝色）和下胚层（黄色），形成二胚层胎盘。滋养层分化为内层的细胞滋养层（深绿色）及外层的合体滋养层（蓝色）。合体滋养层形成滋养间隙。③受精后 11~12 天，胚泡已完全植入。子宫内膜上皮愈合。胚外中胚层（黄色）出现。④受精后 15 天，胚泡体积显著增大，突向子宫腔；羊膜囊与卵黄囊明显；胚外体腔形成（橘黄色）形成。

2. 二胚层形成　由一组模型显示胚泡在植入过程中的发育。①胚泡腔侧的内细胞群细胞分化为下胚层（黄色）。②滋养层细胞分化为外层的合体滋养层和内层的细胞滋养层。内细胞群细胞分化为上胚层（蓝色），与下胚层相贴。③与细胞滋养层相贴的一层细胞，为羊膜上皮（白色），羊膜上皮与上胚层之间为羊膜腔。④下胚层细胞从周边向胚泡腔方向延伸卵黄囊（黄色）；在细胞滋养层与羊膜腔、卵黄囊之间出现胚外中胚层，细胞排列松散；合体滋养层与细胞滋养层突出，形成绒毛（绿色）。⑤胚外中胚层细胞之间的间隙融合，形成胚外体腔；未参与形成胚外体腔的胚外中胚层细胞形成体蒂；胚外中胚层与滋养层融合，形成绒毛膜。⑥将羊膜囊、卵黄囊剖开。羊膜腔底壁的上胚层与卵黄囊顶壁的下胚层融合，为二胚层胚盘。

（三）三胚层形成及分化

1. 三胚层形成　16~17 天人胚，剪去绒毛膜（仅保留与体蒂相连的绒毛膜），剖开羊膜腔，暴露羊膜腔底壁的胚盘。①胚盘由圆盘形变为鞋底形；胚盘尾端借体蒂与绒毛膜相连，绿色的突起为绒毛；模型中可见上胚层细胞增殖、迁移形成的原沟和原凹。②掀开上胚层，可见由上胚层迁移形成的中胚层（红色），以及内胚层（黄色）。在胚盘头、尾各有一个无中胚层的结构，分别为口咽膜和泄殖腔膜。

2. 三胚层分化　通过一组模型观察。①外胚层的分化：在脊索的诱导下，胚盘中轴部的外胚层增厚，形成神经板（浅粉色）；神经板两侧隆起成神经褶，中央下陷形成神经沟；两侧的神经褶在中间愈合形成神经管。②中胚层的分化：胚盘的中轴为脊索，脊索两侧的中胚层依次分化为轴旁中胚层、间介中胚层和侧中胚层。轴旁中胚层演变为成对的体节，在胚体背侧中段透过体表即可见。侧中胚层之间出现胚内体腔，将侧中胚层分为两层。附于外胚层内面者，为体壁中胚层；附于内胚层外面者，为脏壁中胚层。迁移至口咽膜头端的中胚层，为生心区。生心区为心的原基。③内胚层的分化：卵黄囊顶壁的内胚层卷折至配体内，形成原始消化管（黄色），其后端突入体蒂内的盲囊为尿囊（黄色）。

（四）胚体外形建立

2 周的胚胎为圆盘状，3 周初为鞋底形，以后由于体节及神经管生长迅速，胚盘中央部的生长速度远较胚盘边缘快，致使扁平的胚盘向羊膜腔内隆起。在胚盘的周缘出现了明显的卷折，第 4 周末胚盘变为圆柱状的胚体。4 周胚体呈 C 字形，头端两侧出现成对的鳃弓，头的腹侧可见额鼻突、口凹、心隆突明显。5 周初，胚体出现上、下肢芽。

（五）子宫、胎膜及胎盘

1. 子宫　该模型显示完整的子宫结构，包括子宫底、子宫体及子宫颈。子宫内膜在植入后发育为蜕膜（粉色），包括基蜕膜、包蜕膜以及壁蜕膜，包蜕膜与壁蜕膜之间为子宫腔；随着胚的长大，包蜕膜越发突出至子宫腔，与壁蜕膜之间的空间逐渐减小，直至消失。基蜕膜继续增大、增厚，形成基蜕膜板和胎盘隔，发育为胎盘的母体部。

2. 胎膜

（1）羊膜：羊膜囊内可见胎儿，羊膜上皮（蓝色）+胚外中胚层（红色）。

（2）绒毛膜：包蜕膜内面的部分绒毛不发达称平滑绒毛膜，其内面衬有胚外中胚层，与羊膜之间的腔为胚外体腔，随着胎儿长大而消失。底蜕膜部分的绒毛发达称丛密绒毛膜。卵黄囊在脐带内；尿囊在脐带内。脐带连接胎儿与胎盘，表面包以羊膜，内有卵黄囊、尿囊、脐动脉（两根，蓝色），脐静脉（一根，红色）。

（六）胎盘标本

足月胎盘为圆盘状，直径 15~20cm，平均厚 2.5cm，重约 500g。胎儿面呈灰白色，表面光滑，被覆羊膜，近中央有脐带附着；母体面呈暗红色，凸凹不平，有 15~20 个胎盘小叶。

（七）3 个月至足月胎儿标本

3 个月　脸具人型，眼由外侧转向脸的腹面，耳也逐渐靠近永久的位置。

4 个月　身体各部大小匀称，皮肤透明光滑，呈深红色。

5 个月　头相对较小，体表有细毛，头发、眉毛可辨认。

6 个月　体重达 1000g，身体各部比例关系趋于成熟，皮下脂肪极少，皮肤有皱褶，呈粉红色，开始出现指甲。

7 个月　皮下脂肪稍多，各器官系统发育近成熟。

8 个月　皮下脂肪增多，睾丸下降。

9 个月　胎体较丰满、滑润，皮肤光泽，面部皱纹消失。

足月　体态匀称丰满，皮肤呈浅红色，男胎睾丸降入阴囊，女胎乳房微凸。

（八）常见畸形标本

无脑儿　头顶部低平，眼突出，鼻宽大，舌大，颈粗短。

【实验教具】

1. 受精至胚泡形成模型。

2. 植入过程模型。

3. 三胚层分化模型。

4. 胎膜、胎盘、子宫模型。

5. 胎盘标本。

6. 3 个月至足月胎儿标本。

7. 常见畸形标本。

【思考题】

1. 人胚胎在子宫内的发育经历_____周，可分为_____、_____两个时期。

2. 胚泡的内细胞群首先分化形成_____和_____，前者形态为_____，它与_____之间围成的腔叫羊膜囊。羊膜腔的底是_____，卵黄囊的顶是_____。

3. 胎盘的结构包括_____和_____。

第二十五章

主要器官的发生

实验三十八　颜面、消化器官与呼吸器官的发生

【实验目的与要求】

1. 掌握原始消化管发育的主要结构。
2. 熟悉颜面的发生。

【实验内容】

(一) 颜面的发生

胚胎头端有一大的额鼻突（蓝色），从侧面看第一对鳃弓腹侧份又分为左、右上颌突（浅蓝色）和下颌突（深蓝色）。在上述 5 个隆起之间的凹陷为口凹。额鼻突下缘外胚层组织增厚为左、右鼻板，其中央部凹陷为鼻窝，鼻窝内侧为内侧鼻突（粉色），外侧为外侧鼻突（白色），鼻窝下缘有一沟与口凹相通。人胚第 4 周到第 8 周，上述隆起向中线集中、愈合。8 周末，颜面已初具人形。前额、鼻梁、鼻尖来自额鼻突；上唇正中及人中来自内侧鼻突下缘；鼻外侧壁和鼻翼来自外侧鼻突；上唇外侧、上颌及颊上部来自上颌突；下唇下颌及颊下部来自外侧鼻突。口裂变小。眼由两侧逐渐靠向中线。外耳移至成体位置。

（二）消化、呼吸器官的发生

消化和呼吸系统主要器官的黏膜上皮及腺体均来源于原始消化管。原始消化管以卵黄囊为界，从头至尾分为前肠、中肠及后肠。

1. 消化管的发生及演变　通过模型，学习由原始消化管演变而成的消化管各段结构。

（1）食管：由原始咽尾侧的原始消化管分化而来。第4周，食管很短，以后伸长。

（2）胃：食管尾侧的前肠部分成梭形膨大发育为胃。胃末端的前肠发育为十二指肠的近侧段。

（3）肠：肠管为胃以下的原始消化管分化而成。

中肠起初为一条直管。由于其生长速度远快于胚体，5周时形成U字形的中肠袢，肠袢顶点为卵黄蒂，卵黄蒂头侧的肠袢称头支，尾侧的部分称尾支，尾支上近卵黄蒂处的突起为肠盲突。

第6周初，中肠袢突入脐腔。第10周，腹腔扩大，肠袢退回腹腔。头支形成十二指肠远侧段、空肠和回肠的近侧段，位居腹腔中部；把原来位于腹腔内的后肠推向左侧，成为横结肠的左侧1/3和降结肠，降结肠尾段移向中线，形成乙状结肠。盲肠突尾端的中肠发育为横结肠的右侧2/3。此时，盲肠突位置较高，位于右上腹，在肝的下方。之后，盲肠突从肝下方下降至右髂窝，升结肠随之形成。盲肠突的近侧份膨大形成盲肠，远侧份缩小为阑尾。盲肠突与卵黄蒂之间的后肠发育为回肠远侧段。直肠和肛管上段由泄殖腔分隔、分化形成。

2. 肝、胆和胰的发生

（1）肝、胆囊：第4周初，前肠末端的囊状突起，为肝憩室（紫红色）。发育为肝和胆囊。

（2）胰：十二指肠原基的背、腹两侧各生一囊状突起，分别为背胰芽和腹胰芽（绿色）。以后腹胰转向背侧与背胰融合，发育为胰。

3. 喉、气管和肺的发生　第4周，原始咽尾端腹侧壁正中突出喉气管憩室（黄色）。第5周，喉气管憩室的头端开口于咽的部分发育为喉，中段发育为气管，末端膨大并分成左、右两支，称肺芽，是支气管和肺的原基。

（三）常见畸形标本

1. 唇裂   在上唇人中的一侧有一裂沟。唇裂多为单侧，也可见双侧者。
2. 面斜裂   在眼内眦与口角之间出现一裂沟。

【实验教具】

1. 颜面发生模型。
2. 4周、5周胚模型。
3. 消化管发育模型。
4. 常见畸形标本。

【思考题】

1. 试述颜面的发生变化。
2. 试述呼吸器官的发生。

实验三十九　泌尿系统和生殖系统的发生

【实验目的与要求】

1. 掌握后肾发生的原基及其演化；生殖腺、生殖管道的发生及其演化。
2. 熟悉膀胱的形成；生殖腺分化的机制。
3. 了解前肾与中肾的发生；泌尿系统和生殖系统的常见畸形。

【实验内容】

1. 泌尿系统的发生

（1）间介中胚层的演变：第4周末，间介中胚层增生，在消化管背系膜两侧的腹后壁形成左、右对称的纵行隆起，称尿生殖嵴。随后尿生殖嵴上出现一纵沟，将其分为内、外两部分，外侧份称中肾嵴，内侧份称生殖腺嵴。

（2）肾和输尿管的发生：人胚肾的发生分3个阶段，先后形成前肾、中肾和后肾。

1）前肾与中肾的发生：分别发生于第4周初和第4周末，几乎没有泌尿功能，于第 2 个月末仅保留中肾管和少数中肾小管。

2）后肾的发生：后肾是人体永久肾。第 5 周初，中肾管末端近泄殖腔处发出一盲管，称输尿管芽。输尿管芽向胚体背外侧和头侧方向生长，长入中肾嵴尾端并诱导中肾嵴的细胞增殖和分化，现成包绕于输尿管芽末端的生后肾组织。输尿管芽和生后肾组织是后肾发生的原基。输尿管芽反复分支，其主干形成输尿管，各级分支分别形成肾盂、肾盏和集合小管。输尿管芽末端诱导邻近的生后肾组织形成细胞团，而后演化成肾小管。肾小管一端与集合小管接通，另一端膨大凹陷，形成肾小囊，包绕毛细血管球形成肾小体。肾小管和肾小体共同组成肾单位。生后肾组织的外周部分形成肾被膜（见中肾和后肾的发生模型）。

肾的原始位置位于盆腔。随着胎儿的生长和输尿管芽的伸展，肾逐渐移至腰部。

（3）膀胱和尿道的发生：人胚第 4~7 周，泄殖腔被尿直肠膈分隔为原始直肠和尿生殖窦两部分。尿生殖窦上段宽大，发育为膀胱；中段呈狭窄管状，在男性形成尿道的前列腺部和膜部，在女性形成尿道的大部分；下段形成男性尿道的海绵体部或女性的阴道前庭。

（4）泌尿系统的常见畸形

1）多囊肾：主要成因是集合管和肾小管未相通，或集合管发生异常，肾单位产生的尿液积聚在肾小管内，出现许多大小不等的囊泡。

2）异位肾：为肾在上升过程中受阻，未能达到正常解剖学位置，常见位于盆腔内。

2. 生殖系统的发生

（1）睾丸和卵巢的发生

1）未分化性腺的发生：生殖腺嵴表面的体腔上皮向其深部的间充质内增生，形成放射状分布的初级性索。原始生殖细胞自卵黄囊近尿囊处的内胚层沿肠背系膜陆续迁入初级性索。此时的生殖腺不能区分睾丸或卵巢，故称未分化性腺。

性腺的分化取决于胚胎细胞所含的性染色体。在 Y 染色体短臂上有 SRY 基因，是生殖腺向睾丸方向分化。若缺乏 SRY 基因，则生殖腺向卵巢方向分化。

2）睾丸的发生：若胚胎细胞的性染色体是 XY，初级性索分化为睾丸索，内有支持细胞和精原细胞（原始生殖细胞分化而成）。睾丸索的末端相互吻合形成睾丸网。睾丸索之间的间充质细胞分化为睾丸间质细胞，并分泌雄激素。

3）卵巢的发生：若胚胎细胞的性染色体是 XX，初级性索退化形成卵巢髓质。同时，未分化性腺表面上皮再次长入其深部形成次级性索，形成卵巢皮质。次级性索形成原始卵泡，其中央是卵原细胞，周围为卵泡细胞。原始卵泡内的卵原细胞已经分化为初级卵母细胞，并停留于第 1 次减数分裂前期。

4）睾丸和卵巢的下降：生殖腺最初位于腹后壁上部。在生殖腺尾端与阴唇阴囊隆起之间有一条索状韧带，称引带。随着胚体生长变长，引带相对缩短并牵拉生殖腺下降。第 3 个月时，卵巢到达盆腔，睾丸于第 7~8 个月时降入阴囊。

（2）生殖管道的发生与演变

1）未分化期：第 6 周时，男性和女性胚胎均具有两套生殖管道，即中肾管和中肾旁管（又称 Müller 管）各 1 对。

2）男性生殖管道的分化：生殖腺分化为睾丸后，支持细胞分泌的抗中肾旁管激素使中肾旁管退化。睾丸间质细胞分泌雄激素使生殖腺旁的 10 余条中肾小管分化为附睾的输出小管；中肾管头段延长形成附睾管，中段演化为输精管，尾段形成射精管和精囊。

3）女性生殖管道的分化：生殖腺分化为卵巢后，中肾管因缺乏雄激素而退化。中肾旁管因无抗中肾旁管激素的抑制而继续发育，其上段和中段形成输卵管，下段左右合并为子宫及阴道穹隆部。窦结节增生并延长为阴道板，并于第 5 个月时演化为阴道。

（3）生殖系统的常见畸形

1）隐睾：单侧或双侧睾丸未下降至阴囊，停留在腹腔或腹股沟处，称隐睾。因腹腔温度较高，可抑制精子的发生，故双侧隐睾致男性不育。

2）先天性腹股沟疝：若鞘膜腔与腹腔之间的通道未闭合或闭合不全，腹压增高时肠管可突入鞘膜腔，形成先天性腹股沟疝。

3）双子宫：左右中肾旁管下段上半部分愈合，则形成双角子宫；若中肾旁管下段完全未愈合，则形成双子宫双阴道。

【思考题】

1. 试述膀胱和尿道的发生。

2. 试述睾丸和卵巢的下降。

实验四十　心的发生与胎儿血液循环及出生后变化

【实验目的与要求】

1. 掌握心内部的分隔和心血管常见畸形的成因。
2. 熟悉胎儿血液循环及出生后的变化特点。
3. 了解心外形的建立。

【实验内容】

1. 心外形的建立

（1）心管各段呈不均等生长，形成了 3 个膨大，即心球、心室和心房（由头至尾依次排列）。之后，在心房尾端再出现一个膨大，称静脉窦，其末端分为左、右两角。心管的头端与动脉相连，尾端与静脉相连。

（2）心管生长速度远快于心包腔的扩大，由于其两端固定于心包，迫使心管发生 2 个弯曲。首先是心球和心室形成 U 形弯曲，凸向右、前、下方；之后，心房移至心室头端背侧稍偏左位，心外形呈 S 形弯曲。

（3）心房因受腹侧心球和背侧食管的限制，故向左、右扩展，膨出于动脉干的两侧。

（4）心房扩大，房室沟加深，房室之间形成狭窄的房室管。

2. 心内部的分隔

（1）房室管的分隔：在房室管的背、腹侧壁的正中部，间充质局部增生，形成背、腹两个隆起，称心内膜垫。背、腹心内膜垫彼此对向生长并融合，将房室管分隔成左、右房室孔。房室孔周围的间充质增生，分别形成左侧的二尖瓣和右侧的三尖瓣。

（2）原始心房的分隔

1）第 1 房间隔与第 1 房间孔：第 4 周末，心房顶部背侧壁正中发生一镰状薄膜，称第 1 房间隔，此隔向心内膜垫方向生长，其游离缘和心内膜垫之间暂留一个通道，称第 1 房间孔。第 1 房间隔最终与心内膜垫融合，将第 1 房间孔封闭。

2）第 2 房间孔与第 2 房间隔：在第 1 房间孔封闭之前，第 1 房间隔的上部中央变薄，继而出现若干小孔并最后融合成一个大孔，称第 2 房间孔。尽管心房被分成左、右两部分，但仍以第 2 房间孔相通。第 5 周末，紧靠第 1 房间隔右侧，心房顶端腹侧壁再长出一个较厚的新月形隔膜，称第 2 房间隔。第 2 房间隔向心内膜垫方向生长，遮盖住第 2 房间孔。

3）卵圆孔与卵圆孔瓣：当第 2 房间隔的前、后缘与心内膜垫融合时，下方留有一卵圆形的孔，即卵圆孔。第 1 房间隔（位于第 2 房间隔左侧）呈活瓣遮盖在卵圆孔上，即卵圆孔瓣。

4）出生前、后的变化：出生前，由于肺循环不行使功能，左心房的压力低于右心房，右心房的血液可冲开卵圆孔瓣，进入左心房，反之则不能。出生后，由于开始了肺循环，则左心房压力明显增高，迫使两隔紧贴，并逐渐愈合成完整的隔，卵圆孔闭合为卵圆窝，左、右心房完全分隔。

（3）原始心室的分隔

1）室间隔肌部（又称肌性室间隔）与室间孔：第 4 周末，心室底壁的组织增生，形成一个较厚的半月形肌性隔膜，即室间隔肌部。此隔不断朝心内膜垫方向生长，因其游离缘凹陷，故在其游离缘与心内膜垫之间留有一孔，称室间孔，使左、右心室相通。

2）室间隔膜部（又称膜性室间隔）：第 7 周末，室间孔由球嵴向下延伸部分和心内膜垫增生共同形成结缔组织所封闭，此即室间隔膜部。室间孔封闭后，肺动脉与右心室相通，主动脉与左心室相通。

（4）心球与动脉干的分隔

1）主动脉和肺动脉的形成：第 5 周，动脉干和心球的内膜组织局部增生，形成 1 对上下连续、相互对生的螺旋状纵嵴，上段称动脉干嵴，下段称球嵴，它们在中线融合，形成一螺旋状隔膜，称主动脉肺动脉隔，将动脉干和心球分隔成肺动脉和主动脉。

2）主动脉瓣和肺动脉瓣的形成：肺动脉和主动脉起始部的内膜组织增生，各形成 3 个薄片状隆起，逐渐演变为半月瓣。

3. 胎儿血液循环及出生后变化（图 40-1）

4. 心血管系统常见畸形

（1）房间隔缺损：最常见的是卵圆孔未闭。其形成原因可能为：①卵圆孔瓣发生多个穿孔；②第 1 房间隔发育异常：即其上的第 2 房间孔形成过大或位置异常、卵圆孔瓣过小；③第 2 房间隔发育异常：即形成的卵圆孔过大；

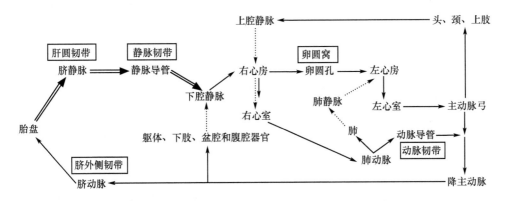

图 40-1　胎儿血液循环途径及出生后的结构变化示意

①动脉血 ➡➡　静脉血 ┈┈┈➤　混合血 ➡；②有边框的结构为出生后形成的结构

④心内膜垫发育异常：使第 1 房间隔未能与心内膜垫融合，即第 1 房间孔不闭合。

（2）室间隔缺：有室间隔膜部缺损和肌部缺损两种。膜部缺损最常见，而肌部缺损少见。室间隔膜部缺损是由心内膜垫和球嵴下延部分共同形成的结缔组织未能融合所致。

（3）动脉管未闭：是最常见的血管畸形，女性较男性多见。其原因可能是出生后动脉管的平滑肌未能收缩。

（4）法洛四联症：为常见畸形之一。其结构特征为：①肺动脉狭窄；②室间隔缺损；③主动脉骑跨；④右心室肥大（见法洛四联症模型）。其成因主要是主动脉肺动脉隔发育异常，导致肺动脉狭窄和室间隔缺损。其机制为主动脉肺动脉隔不均等分隔主动脉和肺动脉，致肺动脉狭窄，而粗大的主动脉则骑跨于室间隔上；而肺动脉狭窄，使右心室泵血阻力增大，致右心室肥大。

【思考题】

1. 试述胎心外形建立的过程。
2. 试述胎儿血液循环及出生后的变化。

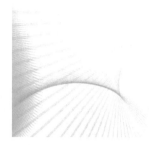

思考题参考答案

实验一

1. 苏木精、伊红、嗜碱性、嗜酸性、中性。
2. 纤毛柱状上皮、变移上皮、复层扁平上皮、单层柱状上皮、单层扁平上皮。
3. 上皮组织、肌组织、结缔组织、神经组织。

实验二

1. 疏松结缔组织、致密结缔组织、骨和软骨组织、血液。
2. 胶原纤维、弹性纤维。
3. 成纤维细胞。

实验三

1. 透明软骨、弹性软骨、纤维软骨。
2. 内环骨板、外环骨板、哈弗斯管。

实验四

1. 血清、血浆。
2. 双凹圆盘状、薄、厚、细胞核、细胞器、血红蛋白。
3. （4.0~10.0）×10^9、嗜酸粒细胞、嗜碱粒细胞、中性粒细胞。

实验五

1. 骨骼肌、心肌、平滑肌。
2. 肌节。
3. 肌纤维、肌外膜、肌浆。

实验六

1. 神经细胞、神经胶质。
2. 胞体、树突、轴突。
3. 髓鞘、郎飞结。
4. 突触前膜、突触间隙、突触后膜。

实验七

1. 颈椎：椎体较小，横突上有横突孔，棘突短，末端分叉。寰椎无椎体、棘突和关节突，由前、后弓和左、右侧块组成；枢椎椎体上有向上的齿突；隆椎棘突特别长，末端不分叉，体表易触及。

胸椎：椎体在横断面上呈心形，其两侧及横突上均有肋凹，棘突较长斜向后下方，呈叠瓦状排列。

腰椎：椎体粗大，棘突呈板状，水平后伸。

2. 颅前窝：在颅底的最前部，较浅，由额骨、筛骨和蝶骨构成，观察筛板、筛孔、鸡冠等结构。颅中窝：主要由蝶骨和颞骨构成。观察垂体窝、视神经管、眶上裂，蝶骨体两侧的3对自前内侧向后外侧的小孔，分别为圆孔、卵圆孔和棘孔。颅后窝：主要由枕骨和颞骨岩部构成。窝内有枕骨大孔，孔前方有斜坡。孔的前外缘上有舌下神经管。孔的后上方有枕内隆凸，隆凸两侧有横行的横窦沟，横窦沟折向前下续为乙状窦沟，末端终于颈静脉孔。在颞骨岩部的后面有内耳门，由此通入内耳道。

实验八

1. 股骨体中份外侧面有一粗糙隆起称三角肌粗隆，为三角肌附着处。在粗隆的后内侧有一斜行的浅沟称桡神经沟，内有同名神经经过。股骨中部骨折可能伤及桡神经。

2. 股骨是全身最长最粗的长骨，可分为一体两端。上端有球形的股骨头，与髋臼相关节，头的外下方较细部分为股骨颈，体与颈交界处有两个隆起，上外侧为大转子，下内侧的较小为小转子。大、小转子之间，在后方有隆起的转子间嵴，在前面以转子间线相连。股骨体后面有纵行的骨嵴，称粗线，此线上端分叉，向外上延伸为臀肌粗隆。下端有两个向下后的膨大，分别称内侧髁和外侧髁。两髁侧面最突起处，分别为内上髁和外上髁。

实验九

1. 关节的基本构造包括关节面、关节囊、关节腔。

2. 椎骨间的连接结构有韧带、椎间盘、关节突关节。

3. 胸廓由 12 块胸椎、12 对肋、1 块胸骨组成。

实验十

1. 肩关节由肱骨头、关节盂构成，关节囊薄而松弛，关节运动形式多样，喙肩韧带。

2. 膝关节包括股骨内、外侧髁，胫骨内、外侧髁和髌骨，囊内的前、后交叉韧带，囊外的髌韧带、胫侧副韧带、腓侧副韧带，关节腔内 O 形的外侧半月板和 C 形的内侧半月板。

实验十一

1. 腔静脉孔（下腔静脉）、食管裂孔（食管、迷走神经）、主动脉裂孔（主动脉、胸导管）。

2. 前层由腹外斜肌腱膜和腹内斜肌腱膜构成，后层由腹内斜肌腱膜和腹横肌腱膜构成。

实验十二

1. 肱二头肌位于肱骨前方，起于关节盂和喙突，止于桡骨粗隆；可以屈肘、屈肩关节。

2. 臀大肌位于臀部，起于髂骨翼外面和骶骨背面；使髋关节后伸和外旋。

实验十三

1. 15 厘米、起始部，25 厘米、与左主支气管交叉部，40 厘米、穿膈肌食管裂孔处。

2. 鼻咽、口咽；喉咽；通鼻腔、口腔、喉。

3. 结肠带、结肠袋、肠脂垂。

4. 肝大部分位于右季肋区和腹上区，小部分位于左季肋区。肝的右界和上界与膈穹一致。肝的右界起自腋中线肋弓最低点（第 10 肋）至第 7 肋连于上界，由此向左作上凸弧线，位右锁骨中线上与第 5 肋至胸剑结合，左锁骨中线稍内侧平第 5 肋间隙；肝下界与肝的前缘一致。在右腋中线平等 10 肋，至右侧第 8、9 肋软骨结合外离开肋弓，经剑突下 3~5cm 处斜向左上，经左侧第 7、8 肋软骨结合处扣连于上界左端。

5. 肝细胞分泌产生后由左、右肝管在肝门处汇合成为肝总管再经胆囊管入胆囊，经浓缩后经胆囊管入胆总管再由肝胰壶腹进入十二指肠。

实验十四

1. 黏膜层、壁细胞、主细胞、黏液细胞、内分泌细胞、未分化细胞、主细胞。

2. 肝、肝小叶、中央静脉、肝板、肝血窦。

3. 血窦面、细胞连接面、胆小管面、肝。

实验十五

1. 额窦（开口于中鼻道）、蝶窦（开口于蝶筛隐窝）、筛窦（前、中群开口于中鼻道，后群开口于上鼻道）、上颌窦（开口于中鼻道）。

2. 左主支气管细、长而较水平；右主支气管粗、短而垂直。

实验十六

1. 外膜、黏膜下层、黏膜、柱状细胞、梭形细胞、锥体型细胞、杯状细胞。

2. 呼吸性细支气管、肺泡管、肺泡囊、肺泡。

3. 呼吸膜。

实验十七

1. 腹部、盆部、壁内部，起始部、入盆部、壁内部。

2. 体、底、颈、尖。

实验十八

1. 单层扁平上皮、足细胞。

2. 毛细血管有孔内皮、基膜、足细胞裂孔膜、原尿。

实验十九

1. 前列腺部、膜部、海绵体部、尿道内口、膜部、尿道外口、耻骨前弯、耻骨下弯。

2. 子宫部（最狭窄处）、峡（结扎处）、壶腹部（受精部）、漏斗部（识别标志）。

实验二十

1. 曲精小管之间的疏松结缔组织、酸、分泌雄激素。
2. 皮质、髓质、门细胞、卵母细胞、卵泡细胞。

实验二十一

1. 腹膜内位器官、腹膜外位器官、腹膜间位器官。
2. 女性直立状态时盆腔的最低点、液体积聚的部位。

实验二十二

1. 心位于纵隔内，居两肺之间。呈圆锥形，约 2/3 在身体正中矢状面的左侧，1/3 在正中矢状面的右侧，有一尖一底、两面、三缘和三条沟。其尖指向左前下方，称心尖；底朝向右后上方，称心底，与出入心的大血管相连，又称胸肋面；后下贴在膈上，称膈面。心的右缘较锐利，左缘钝圆，下缘近水平位。心表面近心底处有一几乎呈环形的冠状沟，此沟将心分为上、下两部，上部较小为心房、下部较大为心室。心室的前、后面各有一条纵沟，分别称前室间沟和后室间沟，前、后室间沟为左、右心室分界的表面标志。
2. 营养心本身的动脉有左、右冠状动脉。

实验二十三

1. 胃左、右动脉，胃网膜左、右动脉，胃后动脉，胃短动脉。
2. 脾动脉、肝总动脉、胃右动脉三大分支。

实验二十四

1. 旋髂浅静脉、腹壁浅静脉、股外侧浅静脉、阴部外静脉、股内侧浅静脉。
2. 胃左、右静脉，肠系膜上、下静脉，脾静脉，附脐静脉，胆囊静脉。

实验二十五

1. 心外膜、心肌膜、心内膜、浦肯野纤维。

2. 肌性动脉，内皮、内皮下层、内弹性膜、平滑肌。

实验二十六

1. 胸导管收集左侧上半身和整个下半身的淋巴。
2. 收集上肢、胸壁和乳房等处的淋巴，其输出管注入锁骨下干。

实验二十七

1. 表皮、真皮、角质层、透明层、颗粒层、棘层、基底层。
2. 毛细血管、游离神经末梢、触觉小体。

实验二十八

1. 皮肤、皮下组织、乳腺小叶、输乳管、乳房悬韧带。
2. 单层柱状上皮，核呈椭圆形，近游离端胞质内常出现空泡。上皮细胞与基膜之间有肌上皮细胞。小叶间导管：管腔比腺泡腔大，管壁由 1~2 层上皮细胞组成，腔内也可见染成紫红色的乳汁。

实验二十九

1. 网状组织、淋巴细胞、免疫、淋巴小结、弥散淋巴组织。
2. 皮质、髓质、胸腺上皮细胞、胸腺、T 细胞、培育 T 细胞、分泌胸腺激素。

实验三十

1. 甲状腺滤泡、甲状腺球蛋白、提高神经兴奋性、促进生长发育、促进新陈代谢。
2. 皮质、髓质、球状带、束状带、网状带、盐皮质激素、糖皮质激素、性激素。

实验三十一

1. 角膜、房水、晶状体、玻璃体。
2. 经鼻泪管入鼻腔，再由鼻咽、口咽到口腔内。

实验三十二

1. 鼓室内压力与外界压力平衡，保证鼓室内鼓膜正常振动。

2. 声音经空气传到入外耳道由鼓膜传给听小骨链，再由镫骨于前庭窗处拍打外淋巴液，刺激内淋巴液导致螺旋器兴奋，最后由听神经传给大脑的颞横回，才能被我们感知。

实验三十三

1. 脊髓位于椎管内，上端平枕骨大孔处与延髓相连，下端在成人平第 1 腰椎体下缘，脊髓有两个膨大，上方为颈膨大，下方为腰骶膨大。脊髓末端变细为脊髓圆锥，向下续为终丝。脊髓表面可见 6 条纵形的沟：前正中裂、后正中沟、一对前外侧沟、一对后外侧沟。脊髓自前外侧沟依次穿出 31 对脊神经前根，后外侧沟依次穿入 31 对脊神经后根。脊神经经相应的椎间孔离开椎管。腰、骶、尾部的脊神经前后根在椎管内下行到达相应的椎间孔在脊髓下方围绕终丝形成马尾。

2. 灰质的细胞构筑从后角尖到前角分为 10 个板层：Ⅰ层相当于后角缘层，Ⅱ层相当于胶状质，Ⅲ~Ⅳ层相当于后角固有核，Ⅴ~Ⅵ层位于后角基部，Ⅶ层相当于中间带，Ⅷ层位于前角基部，Ⅸ层相当于前角运动神经元，Ⅹ层在脊髓中央管理周围。

3. 脑干趴于斜坡上，由延髓、脑桥和中脑构成。

4. 脑干内的灰质团块分为脑神经核和非脑神经核两类。

5. 颅后窝内，由小脑蚓和小脑半球构成。

6. 位于端脑和中脑之间，由上丘脑、下丘脑、后丘脑、底丘脑和背丘。

7. 大脑由左右大脑半球构成。人的大脑半球高度发展，它笼盖了间脑、中脑和小脑的上面。左右半球间的大脑纵裂，裂底有连接两半球的横行纤维，称为胼胝体。在大脑半球的模型或标本上观察。大脑半球表面凸凹不平，布满深浅不同的沟。沟与沟之间的隆起称为大脑回。每个半球可分上外侧面、内侧面和下面。

8. 是由上、下行纤维密集而成的白质区，位于尾状核、背侧丘脑与豆状核之间。纤维向上呈放射状联系各叶皮质，向下会聚于大脑脚。在大脑两半球的水平切面上，呈 "＞＜" 形。可分为内囊前脚、内囊后脚和内囊膝三部。内囊前脚位于尾状核和豆状核之间；内囊后脚在豆状核与背侧丘脑之间；前后脚相交处，为内囊膝。内囊膝内通过有皮质脑干（核）束；后脚内从前向后主要有皮质脊髓束、丘脑顶叶束（丘脑皮质束）、视辐射和听辐射等。

实验三十四

1. 颈丛、臂丛、腰丛、骶丛。

2. 颈部肌群及膈肌和颈部皮肤。

3. 筛孔、眶上裂、圆孔、卵圆孔、视神经管、内耳门、舌下神经管、茎乳孔。

4. 三叉神经、面神经、舌咽神经、迷走神经。

实验三十五

1. 左手示指感受器、脊神经节、脊髓丘脑束、丘脑中央辐射、中央后回中部。
2. 关节内的本体感受器、脊神经节、楔束、楔束结节、丘脑中央辐射、中央后回上部。

实验三十六

1. 四个脑室内的脉络丛组织，相互流通，经第四脑室的正中孔和外侧孔流入脊髓表面的蛛网膜下腔，最后由蛛网膜颗粒注入硬脑膜窦。
2. 硬脑膜窦、大脑镰、小脑幕。
3. 大脑前、中、后动脉，前交通动脉，后交通动脉。

实验三十七

1. 38、胚期、胎期。
2. 上胚层、下胚层、圆盘状、羊膜细胞、上胚层、下胚层。
3. 母体面、胎儿面。

实验三十八

1. 胚胎头端有一大的额鼻突（蓝色），从侧面看第一对腮弓腹侧份又分为左、右上颌突（浅蓝色）和下颌突（深蓝色）。在上述5个隆起之间的凹陷为口凹。额鼻突下缘外胚层组织增厚为左、右鼻板，其中央部凹陷为鼻窝，鼻窝内侧为内侧鼻突（粉色），外侧为外侧鼻突（白色），鼻窝下缘有一沟与口凹相通。人胚第4周到第8周，上述隆起向中线集中、愈合。8周末，颜面已初具人形。前额、鼻梁、鼻尖来自额鼻突；上唇正中及人中来自内侧鼻突下缘；鼻外侧壁和鼻翼来自外侧鼻突；上唇外侧、上颌及颊上部来自上颌突；下唇下颌及颊下部来自外侧鼻突。口裂变小。眼由两侧逐渐靠向中线。外耳移至成体位置。

2. 第4周，原始咽尾端腹侧壁正中突出喉气管憩室（黄色）。第5周，喉气管憩室的头端开口于咽的部分发育为喉，中段发育为气管，末端膨大并分成左、右两支，称肺芽，是支气管和肺的原基。

实验三十九

1. 人胚第4~7周，泄殖腔被尿直肠膈分隔为原始直肠和尿生殖窦两部分。尿生殖窦上段宽大，发育为膀胱；中段呈狭窄管状，在男性形成尿道的前列腺部和膜部，在女性形成尿道的大部分；下段形成男性尿道的海绵体部或女性的阴道前庭。

2. 生殖腺最初位于腹后壁上部。在生殖腺尾端与阴唇阴囊隆起之间有一条索状韧带，称引带。随着胚体生长变长，引带相对缩短并牵拉生殖腺下降。第 3 个月时，卵巢到达盆腔，睾丸于第 7~8 个月时降入阴囊。

实验四十

1. 心管各段呈不均等生长，形成了 3 个膨大，即心球、心室和心房（由头至尾依次排列）。之后，在心房尾端再出现一个膨大，称静脉窦，其末端分为左、右两角。心管的头端与动脉相连，尾端与静脉相连。心管生长速度远快于心包腔的扩大，由于其两端固定于心包，迫使心管发生 2 个弯曲。首先是心球和心室形成 U 形弯曲，凸向右、前、下方；之后，心房移至心室头端背侧稍偏左位，心外形呈 S 形弯曲。心房因受腹侧心球和背侧食管的限制，故向左、右扩展，膨出于动脉干的两侧。心房扩大，房室沟加深，房室之间形成狭窄的房室管。

2.

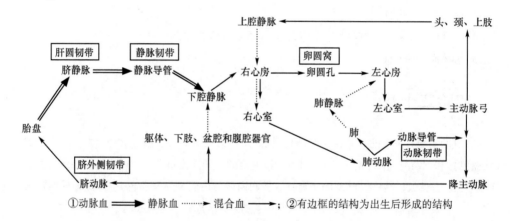